rororo sport
Herausgegeben von Bernd Gottwald

Berend Breitenstein

Bodybuilding

Die besten Übungen

Mit Fotos von
Horst Lichte und TAKE

Rowohlt Taschenbuch Verlag

Originalausgabe

Veröffentlicht im Rowohlt
Taschenbuch Verlag GmbH,
Reinbek bei Hamburg,
Juli 1999

Redaktion Thorsten Krause
Umschlaggestaltung Büro Hamburg/Susanne Reizlein
(Foto: TAKE, Hamburg/Modell: B. Breitenstein)
Modell für die Übungsfotos B. Breitenstein
Satz Life, QuarkXPress 4.02 bei
UNDER/COVER, Hamburg
Druck und Bindung Clausen & Bosse, Leck
Printed in Germany
ISBN 3 499 19483 X

Inhalt

Zu diesem Buch

Bodybuilding ist mehr, als nur Gewichte stemmen. Dieser Sport ist eher «way of life», dessen oberstes Ziel die Förderung der Gesundheit und das Schaffen eines vitalen Lebensgefühls ist.

Aus diesem Grund sind potentiell gesundheitsschädigende Dopingmittel, wie zum Beispiel anabole Steroide oder Wachstumshormone, kein Bestandteil des richtig betriebenen Bodybuildings. Der Griff zu Dopingmitteln ist der falsche Weg und führt in eine Sackgasse, an deren Ende schwerste Schädigungen der Gesundheit stehen können.

Das hier vorliegende Buch ist der dritte Baustein einer Reihe, die sich dem gesunden und erfolgreichen «natürlichen Bodybuilding» widmet. Die ersten beiden Bücher «Bodybuilding. Erfolgreich, natürlich, gesund» (Juli 1996) und «Power Bodybuilding. Erfolgreich, natürlich, gesund» (März 1999) geben einen umfassenden Einblick in die Erfolgsfaktoren des Bodybuildings: Training, Ernährung, Erholung, Motivation und genetische Voraussetzungen. Sie zeigen Wege auf, wie auch ohne die Einnahme von Dopingmitteln hervorragende Ergebnisse im Körperaufbautraining erreicht werden können.

Dieses Buch stellt die Übungen ins Zentrum. Es stellt die vielfältigen Möglichkeiten des Muskeltrainings vor und ist somit die sinnvolle Ergänzung zu den beiden bisher erschienenen Büchern.

Berend Breitenstein

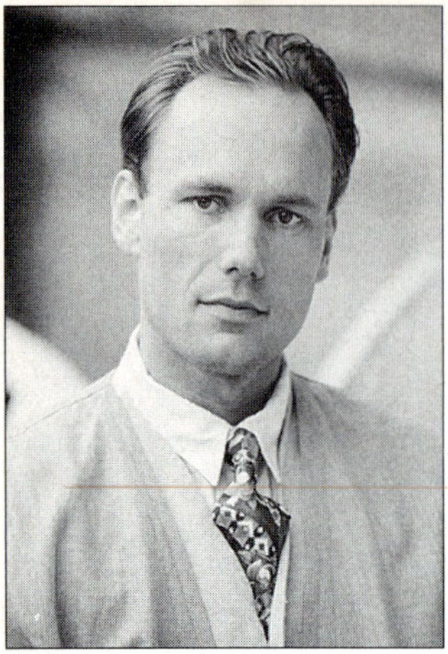

Der Autor

Berend Breitenstein, geboren 1964, ist Ernährungswissenschaftler (Dipl. oec. troph.) und lizenzierter Bodybuilding-Trainer. Er arbeitet als Privat-Trainer, schreibt Artikel für Bodybuilding-Fachzeitschriften und hält Vorträge in Fitneß-Studios über drogenfreies Bodybuilding.

Im Rowohlt Taschenbuch Verlag sind bereits von ihm erschienen: Bodybuilding. Erfolgreich, natürlich, gesund (Nr. 9426) und Power Bodybuilding. Erfolgreich, natürlich, gesund (Nr. 9470). Berend Breitenstein ist im Besitz der Athleten-Lizenz der World Natural Bodybuilding Federation (WNBF/New York) und nimmt an internationalen Profi-Meisterschaften dieses Verbandes in den Vereinigten Staaten von Amerika teil.

Vorwort: Doping im Sport

Von Christine und Richard Schwarzkopf,
Bodybuilding Studio Body Top, Hamburg

Die Anwendung von Dopingmitteln zur sportlichen Leistungssteigerung nimmt beunruhigende Ausmaße an.

Bei größeren Sportveranstaltungen sowie im Profisport werden zwar Dopingkontrollen durchgeführt und dabei Sportler entlarvt, die versuchen, sich durch die Einnahme von unerlaubten Mitteln einen Vorteil gegenüber der Konkurrenz zu verschaffen. Doch hier wird nur die Spitze des Eisberges sichtbar.

Auch im Bodybuilding wird häufig gedopt – nicht nur im Profibereich, wo allein die Leistung zählt und die Gesundheit häufig dem Erfolg untergeordnet wird, sondern immer öfter auch im Breitensport. In gut 15 Jahren als Studiobesitzer haben wir viele junge, unerfahrene Nachwuchssportler erlebt, die uns auf Doping ansprachen.

In ihren Köpfen hat sich die Meinung festgesetzt, daß ohne Doping sowieso nichts mehr ginge. Diese jungen Menschen wollen ihren Idolen um jeden Preis nacheifern und würden für den vermeintlichen Erfolg alles tun.

Es ist skandalös, daß immer wieder einige Studiobesitzer und sogar Ärzte bereit sind, die Beschaffung des «Stoffes» zu übernehmen. (Hauptsache, sie verdienen eine gute Mark damit.) Wer nicht über die nötigen Kontakte verfügt, wird oftmals durch falsche Freunde mit Anabolika etc. versorgt. Die möglichen Folgen des Dopingkonsums aufgrund überzogenen Ehrgeizes sind nicht nur aus gesundheitlicher Sicht fatal. Oftmals wird die Arbeit bzw. die Schulausbildung vernachlässigt, der eigene Charakter verändert sich (erhöhte Aggressivität durch anabole Steroide), und das ganze Leben dreht sich nur noch um Bizeps, Lat, Brust und Beine. Doping kostet aber auch Geld, und so entsteht in einigen Fällen regelrechter «Beschaffungsdruck».

In unserem Studio werden erkannte Dopinganwender nicht geduldet, statt dessen wird auf sauberes, hartes Training und gute Ernährung gesetzt. Daß man auch ohne Dopingmittel hervorragende Ergebnisse im Bodybuilding erzielen kann, veranschaulicht in außergewöhnlicher Weise Berend Breitenstein, der als Natural-Bodybuilder eine Vorbildfunktion einnimmt. Wir freuen uns über seinen

Erfolg als Privat-Trainer, Seminarleiter und Buchautor. Sein Buch von ist ein hervorragender Leitfaden für jeden, der gesund und erfolgreich Bodybuilding betreiben möchte.

Christine und Richard Schwarzkopf

Erfolgsfaktoren des Bodybuildings

Training

Die wesentlichen Trainingsmittel des Bodybuilders sind Gewichte. Anhand des Gewichtstrainings, sei es nun mit Lang- oder Kurzhanteln oder mit Maschinen (siehe hierzu auch Seite 21), werden die für das Muskelwachstum erforderlichen Reize gesetzt.

Als Ergänzung jedes gut organisierten Bodybuildingprogrammes dienen Aktivitäten, die das Herz-Kreislauf-System kräftigen und den Körperfettabbau beschleunigen, wie zum Beispiel Waldläufe, Radfahren oder Treppensteigen. Dehnungsübungen für den Erhalt beziehungsweise für die Verbesserung der Beweglichkeit komplettieren das Trainingsprogramm.

Ernährung

Die bedarfsangepaßte, sportartspezifische Ernährung ist für erfolgreiches Bodybuilding mindestens so wichtig wie ein gut durchdachter Trainingsaufbau.

Nur wenn der Körper Baustoffe (Eiweiß) für das Muskelwachstum, Brennstoffe (Fette und Kohlenhydrate) zur Energiegewinnung, Vitalstoffe (Vitamine und Mineralstoffe) für einen reibungslosen Stoffwechsel und Wasser (Lösungs- und Transportmittel) in der erforderlichen Menge erhält, werden die Anstrengungen des Trainings optimalen Erfolg zeitigen.

Erholung

Muskeln wachsen niemals während des Trainings, sondern immer erst in der anschließenden Ruhephase. Darum muß jeder erfolgsorientierte Bodybuilder auf ausreichende Erholungszeiten, das heißt genügend Ruhe und Schlaf, achten. Acht bis neun Stunden Schlaf pro Nacht und idealerweise ein kurzes Mittagsschläfchen gelten als Orientierung für die zeitliche Planung des Erfolgsfaktors Erholung für den hart trainierenden Bodybuilder.

Umfeld

Bodybuilder profitieren in hohem Maße davon, wenn der Lebenspartner Verständnis für den Fitneß-Lifestyle zeigt. Es ist leichter, die erforderliche Disziplin für regelmäßige Trainingseinheiten und eine entsprechende Lebensmittelauswahl aufzubringen sowie dem durch die Trainingsbelastung hervorgerufenen Ruhebedürfnis zu genügen, wenn die einem nahestehenden Menschen die persönlichen Bodybuilding-Ambitionen unterstützen. Auch die Art der Arbeitstätigkeit ist für die Organisation des Trainings und der Nahrungsaufnahme von Bedeutung. Trainingszeiten bzw. Kalorienaufnahme werden beispielsweise dadurch beeinflußt, ob jemand körperlich schwer arbeitet, selbständig ist oder im Angestelltenverhältnis steht.

Motivation

Nur mit einem klaren Ziel vor Augen wird mittel- und langfristig die erforderliche Disziplin zum Erreichen desselbigen aufgebracht. Dabei sind der Glaube an die eigenen Fähigkeiten und das Setzen realistischer Ziele wichtige Bedingungen zum Erhalt der Motivation für regelmäßiges Training, bedarfsangepaßte Ernährung und ausreichende Ruhezeiten.

Genetische Voraussetzungen

Das beste Trainingsprogramm, die hochwertigste Ernährung und die ausgeklügeltsten Erholungsmaßnahmen werden einen Bodybuilder mit eher durchschnittlicher Veranlagung zum Muskelaufbau nicht zum Weltmeister machen. Aber eines ist dennoch sicher: Jeder kann hervorragende Ergebnisse in der Körperentwicklung erzielen, wenn körpertypgerecht trainiert und gegessen wird – ausführliche Informationen dazu in meinen ersten beiden Büchern «Bodybuilding: Erfolgreich, natürlich, gesund» und «Powerbodybuilding. Erfolgreich, natürlich, gesund».

Aufwärmen und Cool-down

Zu jedem gut durchdachten Bodybuildingprogramm gehört der langsame Einstieg in das Training ebenso wie das behutsame Ausklingenlassen einer Trainingseinheit.

Und dennoch sieht man immer wieder Sportler aus den Umkleideräumen kommen, ohne Aufwärmarbeit schwere Gewichte auflegen und mit den Übungen beginnen. Ein derartiges Trainingsverhalten erhöht die Verletzungsgefahr beträchtlich! Machen Sie nicht den gleichen Fehler. Geben Sie Ihrem Organismus die Zeit, sich langsam in die Trainingsbelastung mit schweren Gewichten einzufinden.

Ein gutes Aufwärmprogramm beinhaltet zunächst eine Belastung, die mindestens 1/6 der Gesamtkörpermuskulatur beansprucht, wie z. B. Radfahren oder Treppensteigen.

Anschließend sollte die nachfolgend trainierte Muskulatur durch einen oder zwei leichte Sätze zu je 12 bis 15 Wiederholungen und einige Dehnübungen optimal auf das Gewichtstraining vorbereitet werden.

Die Abbildung auf Seite 14 gibt einen Überblick über Maßnahmen, Methodik und Wirkungen des richtigen Aufwärmens im Bodybuilding.

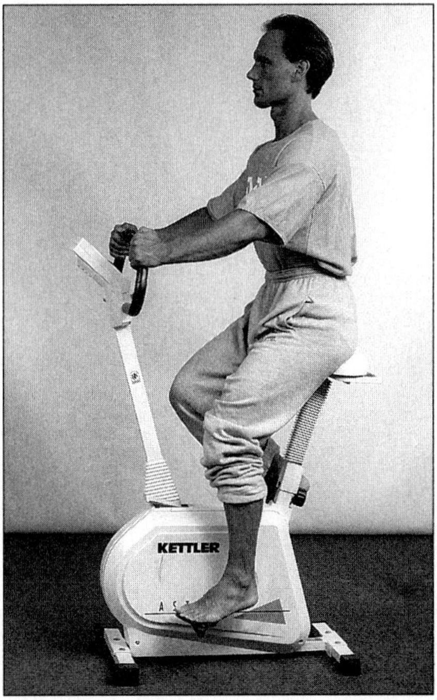

Maßnahme	Methodik	Psyche	Herz / Kreislauf	Muskulatur	Gelenke; Bänder, Sehnen
1. Psychische Einstellung auf das Training	• Bewußtmachung der eigenen Ziele • Glaube an sich selbst • Vorstellung der nachfolgend trainierten Übungen im Geiste ca. 5–15 Minuten, z. B. auf dem Weg zum Training	• Befreiung von Ablenkungen • Einstimmung auf das Training			
2. Allgemeines Aufwärmen	• Belastung von mindestens 1/6 der Gesamtkörpermuskulatur, z. B. Radfahren o. Jogging ca. 10–20 Minuten leichte Intensität (55–60 % der max. Herzfrequenz)		• Anstieg d. Herzfrequenz • Vertiefung d. Atmung • Erhöhung d. Blutdrucks • Erhöhung d. Blutfließgeschwindigkeit	• Anstieg d. Muskel- und Körperkerntemperatur • Verbesserte Versorgung mit Sauerstoff und Nährstoffen • Intensivierung des Stoffwechsels • Steigerung der Muskeldurchblutung	• Vermehrte Bildung der knorpelernährenden Gelenkflüssigkeit • Bessere Abpufferung v. einwirkenden Kräften
3. Dehnung	• Passiv-statisches Dehnen der nachfolgend trainierten Muskulatur ca. 5 Minuten			• Erhöhung des Muskelstoffwechsels • Verringerte Verletzungsanfälligkeit	
4. Spezielles Aufwärmen	• 1–2 leichte Sätze des anschließenden Bewegungsablaufs mit ca. 50 % des Maximalgewichts für 1WH und 12–15WH / Satz			• Erhöhte Kontraktionsgeschwindigkeit • Vorbereitung der Nervenbahnen auf schnelle Reaktion • Verbessertes Nerv-Muskel-Zusammenspiel • Erhöhung des muskulären Tonus	• Verringerung d. Verletzungsgefahr

Nach Abschluß schwerer Gewichtstrainingseinheiten sollten Sie nicht sofort unter der Dusche verschwinden, sondern Ihrem Organismus die Chance geben, das Training langsam zu beenden. Die wichtige Regenerationsphase sollte mit einem gezielten Programm zum Cool-down eingeleitet werden. Der entspannte Ausklang und eine gute Nachbereitung des Trainings sind zugleich die beste Vorbereitung für die nächste Trainingseinheit. Leichte aerobe Aktivität und gezielte Dehnungen der belasteten Muskulatur sind wichtige Maßnahmen des Cooldowns.

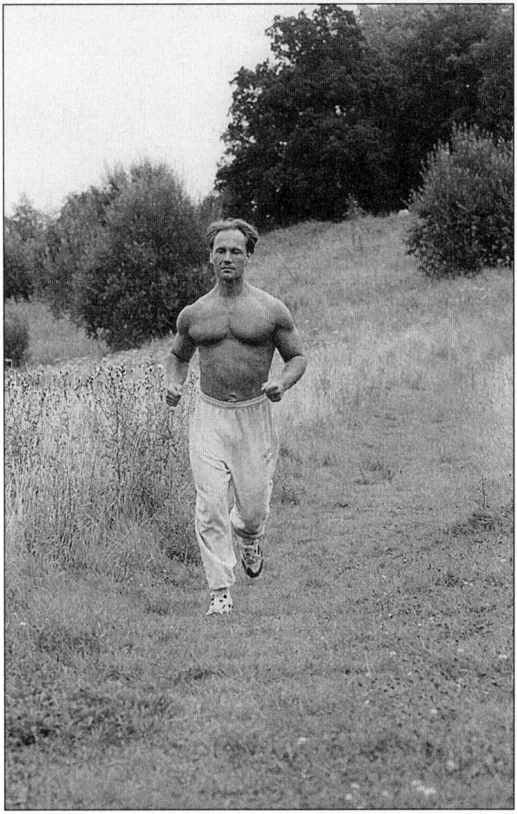

Die Abbildung auf Seite 16 gibt einen Überblick über Maßnahmen, Methodik und Wirkungen des Cool-downs.

Maßnahmen, Methodik und Wirkungen des Cool-downs

Maßnahme	Methodik	Wirkung
1. Aktiver Ausklang des Trainings • Aerobe Aktivität	z. B. Radfahren, Jogging ca. 10–20 Minuten, leichte Intensität (ca. 55–60 % der maximalen Herzfrequenz)	• Abtransport von Stoffwechselprodukten, z. B. Lactat • Beruhigung des Herz-Kreislauf-Systems • Beruhigung des Muskelstoffwechsels
• Dehnung	ca. 10–20 Minuten passiv-statisches Dehnen der trainierten Muskulatur	• Herabsetzung der muskulären Grundspannung • Verbesserung der Beweglichkeit • Psychische Entspannung
2. Passiver Ausklang des Trainings • Geistiges Nachbereiten des Trainings	• Trainingsleistungen bewußtmachen • Trainingsfortschritte visualisieren ca. 10–20 Minuten, z. B. während der aeroben Nachbereitung oder zu Hause in entspannter Körperposition	• Erzeugung positiver Grundstimmung • Erhöhung der Leistungsmotivation (beim nächsten Training wird noch etwas härter gearbeitet)
• Kurzes Schläfchen • Weitere empfehlenswerte passive Maßnahmen zur Regeneration: heiße Dusche, Sauna, Solarium, Massage	ca. 20–40 Minuten	• Entlastung von Muskeln, Gelenken, Sehnen

Dehnungen – wichtiger Bestandteil des Trainings

Dehnungsübungen sind wichtiger Bestandteil jedes Bodybuildingprogramms. Und das aus gutem Grund. Zu den positiven Trainingseffekten regelmäßigen Dehnens gehören die Vorbeugung vor Muskelverkürzungen, die Verbesserung des Körpergefühls, der Abbau von Muskelverspannungen und die Beschleunigung der physischen und psychischen Regeneration nach der Belastung.

Damit Dehnungsübungen sicher und effektiv trainiert werden, ist die richtige Technik von Bedeutung. Unbedingt vermieden werden sollten federnde, wippende Bewegungen. Hier die wichtigsten Tips für richtiges Dehnen:

- Dehnen Sie langsam und vorsichtig so lange, bis der Punkt erreicht ist, bei dem sich ein leichtes Spannungsgefühl in der Muskulatur bemerkbar macht.
- Verharren Sie für zwanzig bis dreißig Sekunden in der gedehnten Position, und konzentrieren Sie sich ganz auf den gedehnten Muskel.
- Atmen Sie ruhig und gleichmäßig.
- Lösen Sie die Dehnung genauso vorsichtig, wie Sie diese eingenommen haben.

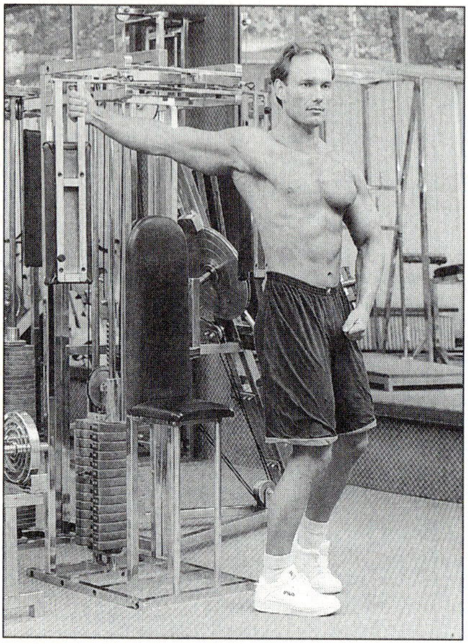

Dehnung der Brustmuskulatur

- Greifen Sie mit einer Hand eine Halterung, die sich über Schulterhöhe befindet.
- Halten Sie den Arm gestreckt.
- Drehen Sie den Oberkörper so weit, bis die Dehnung in der Brustmuskulatur spürbar ist.
- Nach Abschluß der Dehnung wiederholen Sie die Übung mit dem anderen Arm.

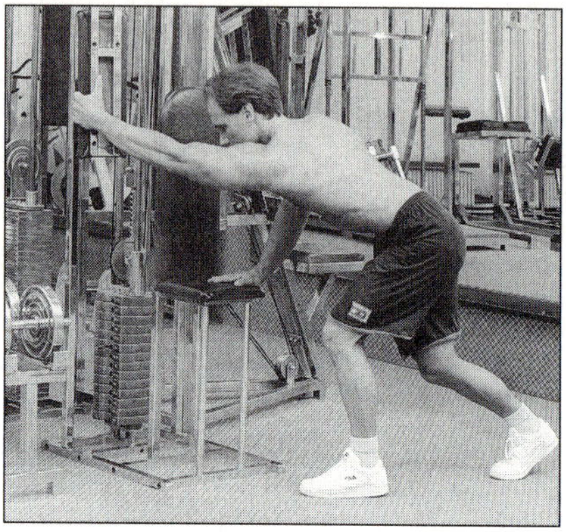

Dehnung der Rückenmuskulatur

- Beugen Sie den Oberkörper nach vorne, und greifen Sie mit einer Hand die Stange eines Zugturmes.
- Halten Sie die Knie gebeugt, die freie Hand stützen Sie auf dem Oberschenkel ab.
- Ziehen Sie mit der an der Zugturmstange fixierten Hand den Oberkörper leicht in Richtung Boden. Spüren Sie dabei die Dehnung bis in den unteren Bereich des großen Rückenmuskels.
- Nach Abschluß der Dehnung wiederholen Sie die Übung mit dem anderen Arm.

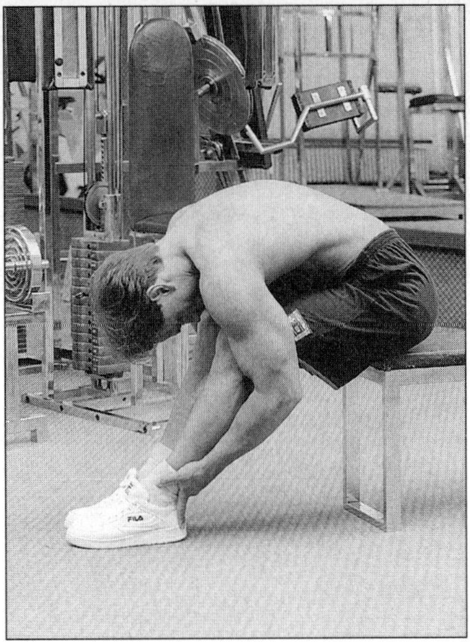

Dehnung der unteren Rückenmuskulatur

- Setzen Sie sich an das Ende einer Trainingsbank, stellen Sie die Füße zusammen nach vorne, und beugen Sie den Oberkörper zwischen die leicht gespreizten Oberschenkel.
- Umfassen Sie mit Ihren Händen den unteren Bereich der Schienbeine.
- Durch ein leichtes Ziehen der Hände an Ihren Füßen können Sie die Dehnung im unteren Rückenbereich noch erhöhen.

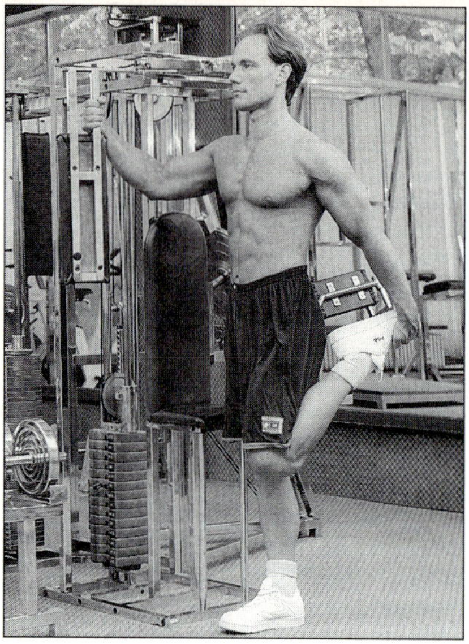

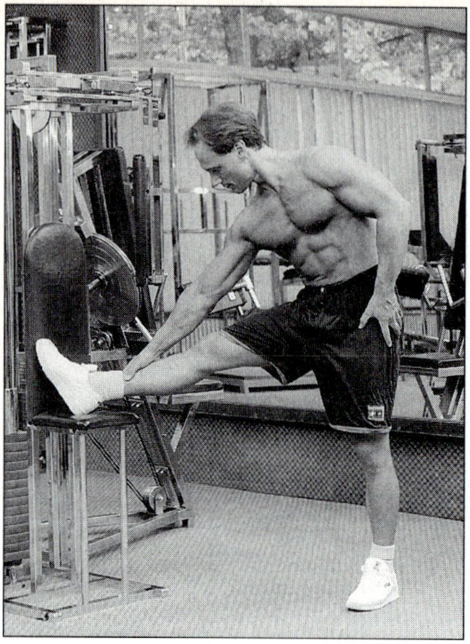

Dehnung der vorderen Oberschenkelmuskulatur

- Halten Sie sich mit einer Hand zum Beispiel an der Stange eines Zugturmes fest, winkeln Sie ein Bein an, und greifen Sie mit der freien Hand Ihr Fußgelenk.
- Ziehen Sie das Fußgelenk in Richtung Po. Dabei soll das Knie nicht bewegt werden, sondern immer gerade nach unten zeigen.
- Halten Sie den Oberkörper aufrecht.
- Nach Abschluß der Dehnung wiederholen Sie die Übung mit dem anderen Bein.

Dehnung der hinteren Oberschenkelmuskulatur

- Positionieren Sie einen Fuß auf einer ca. hüfthohen Ablage.
- Beugen Sie den Oberkörper nach vorne, und berühren Sie mit den Händen das Schienbein des abgelegten Beines oder den ausgestreckten Fuß. Dabei sind die Knie durchgedrückt.
- Nach Abschluß der Dehnung wiederholen Sie die Übung mit dem anderen Bein.

Freie Gewichte oder Maschinen?

Als Bodybuilder können Sie unter verschiedenen Trainingsmitteln wählen. Grundsätzlich sind dies freie Gewichte, das heißt Lang- und Kurzhanteln, und eine Vielzahl von Maschinen, zum Beispiel Zugmaschinen oder die Multipresse.

Es stellt sich die Frage, womit Sie trainieren sollten, um Ihre Bodybuildingziele zu erreichen. Die klare Antwort lautet: Legen Sie bei der Organisation Ihres Trainings den Schwerpunkt auf die Arbeit mit freien Gewichten, und Sie werden großartige Fortschritte in der Körperentwicklung erzielen. Warum Übungen mit Lang- und Kurzhanteln dem Maschinentraining grundsätzlich vorzuziehen sind, soll anhand des Bankdrückens veranschaulicht werden. Bankdrücken mit der Langhantel erfordert in der Bewegungsausführung ein hohes Maß an intermuskulärer Koordination, das Zusammenwirken verschiedener Muskelgruppen untereinander. Während des Bankdrückens mit freien Gewichten muß die Bewegung durch den Einsatz der Brust-, Trizeps-, Schulter- und sogar der Rückenmuskulatur sozusagen «in der Bahn» gehalten werden. Dadurch kommt es zur Aktivierung zahlreicher Muskelfasern, insbesondere beim Training mit schweren Gewichten, also mit Wiederholungszahlen die zwischen fünf und acht pro Satz liegen. Bankdrücken an der Maschine stellt geringere koordinative Anforderungen, weil die Bewegung quasi durch die Maschine geführt wird.

Maschinenübungen empfehlen sich deshalb insbesondere für Anfänger im Bodybuilding, bei denen Muskeln, Sehnen, Bänder und Gelenke langsam an die Belastung des Gewichtstrainings herangeführt werden müssen. Fortgeschrittene Athleten wählen das Maschinentraining in erster Linie als Ergänzung zu Übungen, die mit Lang- und Kurzhanteln trainiert werden. Maschinentraining eignet sich hervorragend dazu, eine Muskelgruppe im Anschluß an Übungen mit freien Gewichten isoliert zu belasten.

Zahlreiche Bodybuilder, insbesondere Wettkampfathleten in der Definitionsphase, trainieren zum Abschluß Ihres Trainingsprogrammes eine oder zwei Übungen an Maschinen mit Wiederholungszahlen zwischen zwölf und zwanzig pro Satz, um die Muskulatur optimal auszuformen.

Fazit: Schweres Training der Grundübungen mit freien Gewichten, wie zum Beispiel Kniebeugen, Bankdrücken oder Rudern vorgebeugt, ist immer die Grundlage für den Aufbau von Muskelmasse und Kraft und bildet das Fundament jedes guten Bodybuildingprogrammes (siehe hierzu auch Seite 122f).

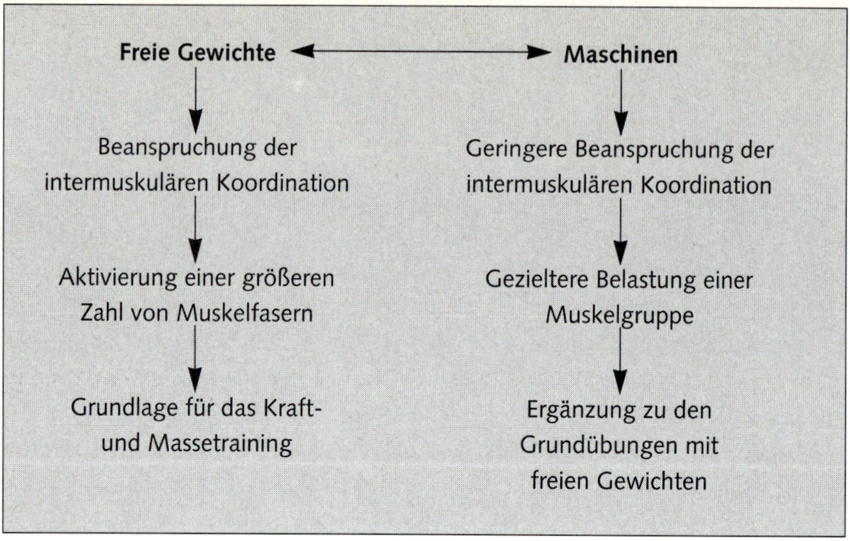

Vergleich freie Gewichte/Maschinen

Trainingspartner ja oder nein?

Einige Bodybuilder bevorzugen es, alleine zu trainieren. Größere Ruhe während des Trainings und höhere Flexibilität der Trainingszeiten sind dabei die häufigsten Gründe für diese Entscheidung.

Ein guter Trainingspartner kann jedoch sehr hilfreich sein, um Ihre Bodybuildingziele zu erreichen. Wenn Sie sich für eine Trainingspartnerschaft entscheiden, ist es natürlich wichtig, daß Sie mit einem Partner trainieren, der Sie motiviert und auf Ihrer «Wellenlänge» liegt.

Gute Trainingspartner zeichnen sich grundsätzlich durch folgende Eigenschaften aus:

Zuverlässigkeit

Vereinbarte Trainingszeiten werden eingehalten. Auch wenn es Ihnen manchmal schwerfallen sollte, ins Studio zu gehen, werden Sie trotzdem trainieren, da Sie wissen, daß Ihr Partner auf Sie wartet.

Erfahrung

Ein guter Trainingspartner weiß genau, wann und wieviel er Sie bei der Durchführung von intensiven Sätzen unterstützen muß. Werden beispielsweise zum Abschluß eines Satzes Intensivwiederholungen trainiert, reißt ein erfahrener Partner das Gewicht nicht etwa nach oben, so daß die abschließenden Wiederholungen sogar leichter sind als die ersten, sondern er gibt Ihnen gerade so viel Hilfestellung, daß Sie den Satz nur mit größter Mühe beenden können.

Ähnliches Trainingsverhalten

Entscheiden Sie sich für einen Partner, der Sie auch durch seine Art bzw. sein Verhalten im Studio dazu bringt, Ihr Bestes zu geben.

Bevorzugen Sie eher eine ruhige Studioatmosphäre mit allenfalls leiser Hintergrundmusik, werden Sie mit einem Partner, der am liebsten zu lauter, hämmernder Techno-Musik trainiert, kaum produktive Trainingseinheiten realisieren können. Manche mögen es, wenn der Partner während der Übung laut schreiend hinter einem steht und eventuell auch noch durch die Verwendung diverser Kraftausdrücke zu mehr Leistung anspornen möchte. Andere werden eher durch einen ruhigen Partner motiviert. Die Entscheidung liegt bei Ihnen.

Trainingsziele

Für eine erfolgreiche Trainingspartnerschaft sind ähnliche Trainingsziele wichtig. Befinden Sie sich in der Aufbauphase, so ist ein Partner, dessen vorrangiges Ziel die Entwicklung von optimaler Definition ist, nicht erste Wahl. Diese beiden Trainingsphasen unterscheiden sich erheblich in der Art der Belastungsparameter, zum Beispiel bezüglich der Wiederholungszahlen pro Satz (Reizdauer) oder der Pausen zwischen den Sätzen (Reizdichte).

Eine derartige Konstellation der Trainingspartnerschaft würde dazu führen, daß keiner der beiden Partner bestmögliche Ergebnisse in der Körperentwicklung erzielt.

Sinn und Unsinn von Trainingszubehör

Intensives Bodybuildingtraining mit Gewichten stellt hohe Anforderungen an Gelenke, Sehnen und Bandscheiben. Schwer trainierende Athleten können heute unter zahlreichem Zubehör wählen, das die Belastung des Körpers sicherer und effektiver machen soll. Einige dieser «Trainingshilfen» sind durchaus sinnvoll. Andere sollten wiederum nicht bzw. nur mit Einschränkungen zum Einsatz kommen.

Zu den sinnvollen Trainingsutensilien gehört ohne Zweifel ein sogenannter «Dipping-Belt». Dieser Gürtel ermöglicht es Ihnen, bei Übungen wie Dips oder Klimmzügen Zusatzgewicht einzusetzen. Je nach persönlichem Kraftniveau können Sie den Widerstand bei der Übungsausführung erhöhen und die Bewegung so noch effektiver gestalten.

Beim Training von Grundübungen wie zum Beispiel Kniebeugen (siehe Seite 29) oder Rudern vorgebeugt (siehe Seite 60 ff) empfiehlt sich die Verwendung eines Gewichthebergürtels und/oder von Handgelenksschlaufen («Straps»). Diese beiden Trainingshilfen sollten jedoch nur bei Belastungen mit schweren Gewichten, das heißt zwischen vier und sechs Wiederholungen pro Satz, oder bei Maximalkraftversuchen, das heißt eine bis zwei Wiederholungen pro Satz, eingesetzt werden. Bei schweren Kniebeugen, schwerem Kreuzheben oder Rudern vorgebeugt verleiht der Gürtel dem unteren Rückenbereich zwar zusätzliche Stabilität, entlastet aber auf der anderen Seite auch die Bauch- und Rückenmuskulatur.

Das kann bei gewohnheitsmäßigem Tragen des Gürtels in der Tat zur Schwächung der Körpermitte führen, wie eine zweijährige Studie mit 50 Männern am Albany Medical College in New York bewies: Athleten, die keine Gürtel trugen, hatten bessere Kraft im Bauch und unteren Rücken. Vermeiden Sie daher auf jeden Fall das Tragen eines Gürtels bei Übungen wie beispielsweise Nackenziehen, Beinstrecken oder Bankdrücken, da dies einfach keinen Sinn macht.

Für eine stabile, kräftige Mittelpartie sollten Sie den unteren Rückenbereich durch Übungen wie Hyperextension (siehe Seite 70) oder Kreuzheben mit leicht angewinkelten Knien (siehe Seite 32) trainieren. Die Bauchmuskeln können Sie durch Bewegungen wie Beinheben (siehe Seite 108 ff) oder Bauchpressen (siehe Seite 110) kräftigen.

Der Einsatz der bereits erwähnten Handgelenksschlaufen kann bei Übungen wie Rudern vorgebeugt, Kreuzheben oder Klimmzügen hilfreich sein, wenn bis zum «Geht-nicht-Mehr» trainiert wird. Bei vielen Athleten läßt zuerst die Griffkraft nach, d.h., die Hände lösen sich von der Stange, obwohl die Rückenmuskulatur noch über Kraftreserven für einige Wiederholungen verfügt. Durch die Verwendung von «Straps» können Sie den Satz wirklich so lange trainieren, bis die Muskulatur voll ausgereizt ist und die Griffkraft nicht zum limitierenden Faktor wird.

Auch hier ein Wort zur Vorsicht: Benutzen Sie Handgelenksschlaufen nicht in jedem Training. Besonders bei Übungen wie Klimmzügen, Nacken- oder Frontziehen oder Rudern vorgebeugt trägt der gewohnheitsmäßige Gebrauch zur Schwächung der Griffkraft bei. Jeder, der über einen Zeitraum von mehreren Wochen mit Zughilfen trainiert und anschließend darauf verzichtet hat, weiß, wovon ich spreche. Zur Verbesserung der Griffkraft bzw. zur Kräftigung der Hand- und Unterarmmuskulatur bieten sich Übungen wie Unterarmcurls (siehe Seite 106) oder Handgelenkcurls (siehe Seite 107) an.

Die beste Trainingskleidung besteht aus schweißaufsaugendem Material. Bei kalter Witterung empfiehlt es sich, mehrere Schichten dünner Kleidungsstücke zu tragen (zum Beispiel T-Shirts aus Baumwolle und darüber ein Sweatshirt), da so die Wärmeregulation des Körpers besser funktioniert als beim Tragen von beispielsweise zwei schweren Wollpullovern.

Zwar gibt es spezielle Schuhe für Kraftsportler mit einer sehr dünnen, festen Sohle, aber es ist auch einen Versuch wert, barfuß zu trainieren. Dabei ist grundsätzlich eine gewisse Erfahrung und vollständige Aufmerksamkeit notwendig, damit es nicht zu Unfällen kommt. Erfahrene Bodybuilder erinnern sich bestimmt an Fotos von Arnold Schwarzenegger, die ihn beim Barfuß-Kniebeugentraining zeigen. Ich persönlich empfinde die Übungsausführung von Kniebeugen oder Beinpressen ohne Schuhe als effektiver als die Version mit Schuhen. Versuchen Sie es.

Für die Verwendung von Trainingshandschuhen spricht allenfalls ein gewisser Schutz vor dem Verrutschen des Griffes, was bei starker Schweißbildung der Hände durchaus passieren kann. Auch kleine Gummistücke oder Kreidepulver erfüllen diesen Zweck in ausgezeichneter Weise. Wer über einen sicheren, rutschfesten Griff verfügt, sollte auf Handschuhe verzichten. Es ist ein anderes Gefühl, das Eisen, sprich die Lang- oder Kurzhantel, in den Händen zu fühlen, als mit Handschuhen zu trainieren.

Nicht empfehlenswert ist die Anwendung von sogenannten «warm-up Cremes oder Ölen». Diese Produkte führen lediglich zu einer oberflächlichen Erwärmung der Haut und können das systematische Aufwärmen (siehe Seite 13f) nicht ersetzen.

Die beschriebenen Trainingshilfen können in gewisser Weise hilfreich für schwere Trainingseinheiten sein und zur Verletzungsvorbeugung beitragen. Den besten Schutz vor Verletzungen bietet aber nach wie vor ein gutes Aufwärmprogramm, saubere Übungstechnik, genügend Ruhe und die ausreichende Versorgung des Körpers mit allen wichtigen Nährstoffen, wie zum Beispiel Eiweiß zur «Gewebereparatur» und zum Muskelaufbau.

Die Übungen

Auf den folgenden Seiten werden die besten Übungen für jede Muskelgruppe beschrieben. Die hier getroffene Auswahl ist das Fundament jedes erfolgreichen Bodybuildingprogrammes.

Der Übungskatalog ist nach Muskelgruppen gegliedert. Jede Übung wird in ihrer korrekten Ausführung beschrieben. Die Nennung von Übungsvariationen, ergänzende Übungshinweise und Empfehlungen zur Gewichtsbelastung für Beginner, Fortgeschrittene und weit Fortgeschrittene komplettieren den Übungskatalog.

Als wichtigstes Kriterium für die Einstufung in Beginner, Fortgeschrittene und weit Fortgeschrittene gilt die Trainingserfahrung, regelmäßiges Training immer vorausgesetzt: Beginner bis zu einem Jahr, Fortgeschrittene ab einem bis zu fünf Jahren und weit Fortgeschrittene ab fünf Jahren Trainingserfahrung. Bei dieser Einstufung bestehen fließende Übergänge, die hauptsächlich in der körperlichen Konstitution des einzelnen Sportlers begründet sind.

Die angegebenen Gewichtsempfehlungen sind als Leitfaden gedacht und gelten für einen Satz zu zehn korrekten Wiederholungen.

Auch hier sind die Übergänge fließend, und oftmals entstehen «Freiräume».

Beispiel: Kniebeugen (Seite 29f). Die empfohlene Gewichtsbelastung bei dieser Übung liegt für Beginner zwischen 30 und 50 Kilogramm. Erfahrungsgemäß sind 60 Kilogramm für Beginner eher zu schwer, für Fortgeschrittene dagegen zu leicht. Aus diesem Grund enden die Empfehlungen für Beginner bei 50 Kilo und beginnen für Fortgeschrittene bei 90 Kilogramm. Solche Gewichtsempfehlungen sind selbstverständlich dem persönlichen Kraftniveau anzupassen.

Auch unterschiedliche Herstellerfabrikate der Maschinen können dazu führen, daß es zu einem unterschiedlichen Schwierigkeitsgrad bei objektiv gleicher Gewichtsbelastung kommt. Die Gründe hierfür können beispielsweise in einer unterschiedlichen Geräteübersetzung bestehen oder darin, daß der Widerstand der jeweiligen Maschine über Ketten, Seilzug oder über Luftdruck geregelt ist.

Außerdem ist jede Übung als Grund- oder Isolationsübung gekennzeichnet. So können Sie sich Ihr eigenes Trainingsprogramm quasi nach dem Baukastensystem zusammenstellen. Aufbauphase: pro Muskelgruppe eine oder zwei Grundübungen, eventuell zusätzlich eine Isolationsübung. Definitionsphase: pro Muskelgruppe eine oder zwei Grundübungen, zusätzlich zwei bis drei Isolationsübungen.

Oberschenkelmuskulatur

Kniebeuge

Trainierte Muskulatur
Gerader Oberschenkelmuskel, zweiköpfiger Oberschenkelmuskel, großer Gesäßmuskel, Rückenstreckermuskel

Grundübung
Übungsbeschreibung
- Plazieren Sie eine Langhantel auf dem Nacken, ohne daß diese unangenehm drückt.
- Die Füße stehen etwas weniger als schulterbreit auseinander, die Fußspitzen zeigen dabei leicht nach außen.
- Gehen Sie in die Hocke, bis sich Ihre Oberschenkel mindestens in paralleler Position zum Boden befinden.
- Federn Sie am tiefsten Punkt der Bewegung nicht in den Kniegelenken, sondern richten Sie sich durch den kraftvollen Einsatz der Oberschenkel-, Po- und unteren Rückenmuskulatur wieder auf.
- Halten Sie den Rücken während der Bewegung möglichst gerade. Blicken Sie niemals nach unten, sondern immer geradeaus.
- Vermeiden Sie eine X- oder O-Stellung der Knie, die Kniegelenke sollen sich immer in einer Linie mit den Fußspitzen befinden.
- Atmen Sie beim Aufrichten aus.

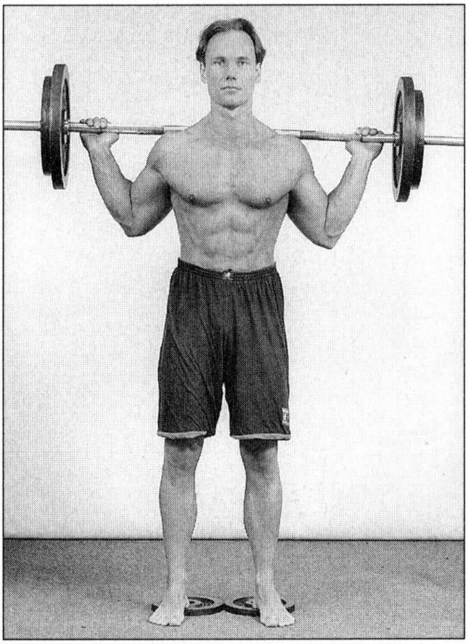

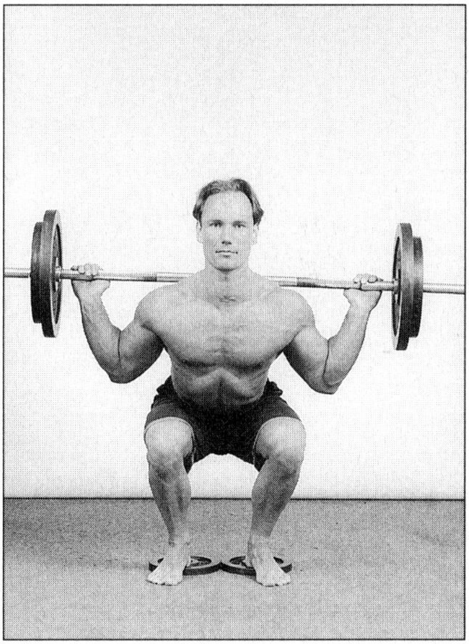

Beginner: 30–50 kg, *Fortgeschrittene:* 90–130 kg,
Weit Fortgeschrittene: 140–180 kg

Variationen

- Bodybuilder plazieren die Hantel relativ hoch im Nacken. Powerlifter, die in erster Linie daran interessiert sind, möglichst viel Gewicht zu bewältigen, legen die Hantel weiter unten auf dem hinteren Schulterbereich ab. Dadurch wird die Rückenmuskulatur verstärkt in die Bewegung mit einbezogen.
- Anstatt im Nacken kann das Gewicht auch auf den vorderen Schultermuskeln gehalten werden (siehe Foto). Diese Übungsvariation belastet durch die sehr gerade Rückenhaltung während der Bewegung besonders intensiv den Bereich des vorderen Oberschenkels direkt über den Knien.

Ergänzende Übungshinweise

- Je tiefer Sie in die Kniebeuge gehen, um so höher ist der Trainingseffekt für die Gesäßmuskulatur.
- Für den Fall, daß Sie Schwierigkeiten damit haben, die Füße während der Bewegung flach auf dem Boden zu halten, können Sie sich eine Hantelscheibe oder ein dünnes Holzbrett unter die Fersen legen.
- Mit einem mehr als schulterweiten Fußabstand trainieren Sie vorrangig die innere Oberschenkelmuskulatur, während ein enger Fußabstand besonders den vorderen und äußeren Bereich der Oberschenkel belastet.

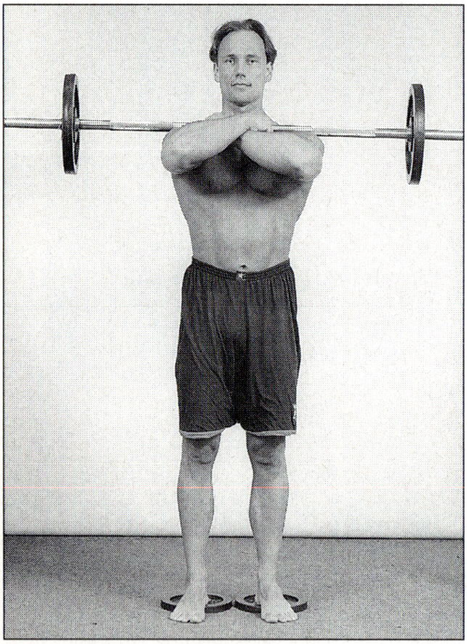

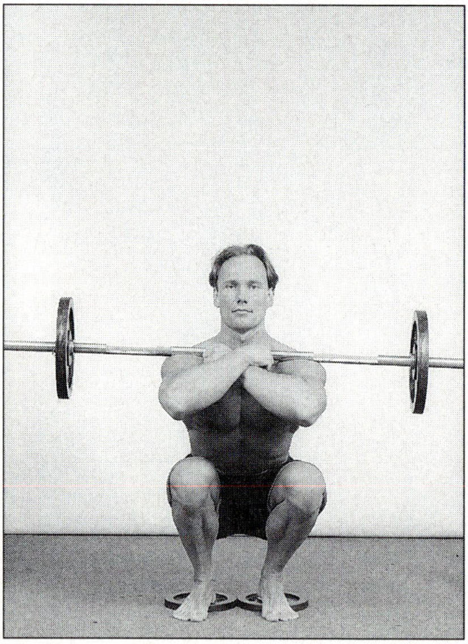

Beginner: 20–30 kg, *Fortgeschrittene:* 60–80 kg
Weit Fortgeschrittene: 90–120 kg

Beinpressen

Trainierte Muskulatur

Gerader Oberschenkelmuskel, zweiköpfiger Oberschenkelmuskel, großer Gesäßmuskel

Grundübung

Übungsbeschreibung

- Plazieren Sie die Füße auf der dafür vorgesehenen Plattform.
- Halten Sie sich mit den Händen an den seitlich angebrachten Griffen fest.
- Drücken Sie das Gewicht aus der Halterung, und senken Sie die Knie in Richtung Brustkorb herab.
- Federn Sie am tiefsten Punkt der Bewegung nicht ab, sondern drücken Sie das Gewicht durch den Einsatz der Oberschenkel- und Gesäßmuskulatur wieder zurück in die Ausgangsposition.
- Atmen Sie beim Hochdrücken aus.

Variationen

- Beinpressen einbeinig
- Beinpressen liegend oder sitzend

Ergänzende Übungshinweise

- Je tiefer Sie die Knie in Richtung Brustkorb absenken, um so besser ist der Trainingseffekt für die Gesäßmuskulatur (siehe Foto rechts).
- Achten Sie unbedingt darauf, daß Ihre Fersen während der Bewegung stets Kontakt mit der Fußplatte behalten und daß sich Ihr Gesäß nicht von der Sitzfläche abhebt. Die Knie sollen sich stets in einer Linie mit den Fußspitzen befinden, vermeiden Sie eine X- oder O-Stellung der Kniegelenke.
- Weit oben, eng zusammen plazierte Füße belasten besonders intensiv die hinteren Oberschenkelmuskeln und das Gesäß.
- Beinpressen ähnelt von der Bewegung der Kniebeuge, ist aber grundsätzlich kein Ersatz. Für Personen mit Rückenproblemen ist es jedoch eine gute Alternative zu den Kniebeugen.

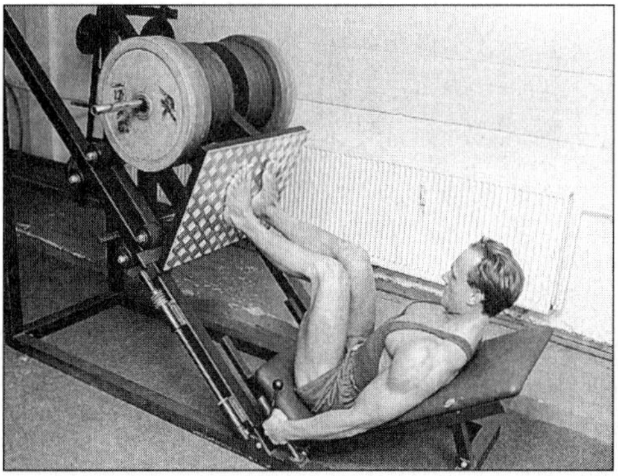

Beginner: 100–150 kg
Fortgeschrittene: 250–350 kg
Weit Fortgeschrittene: 400–550 kg

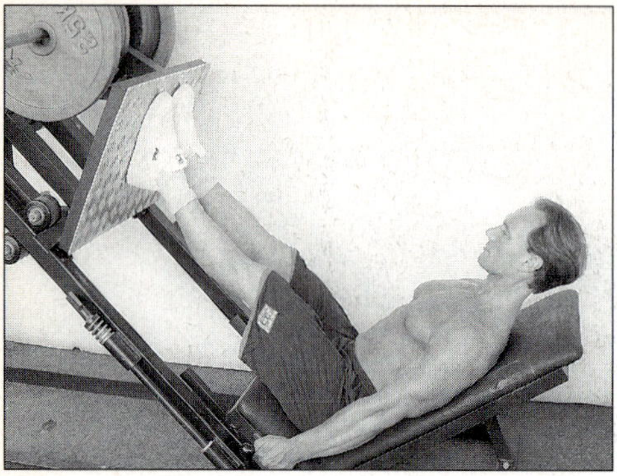 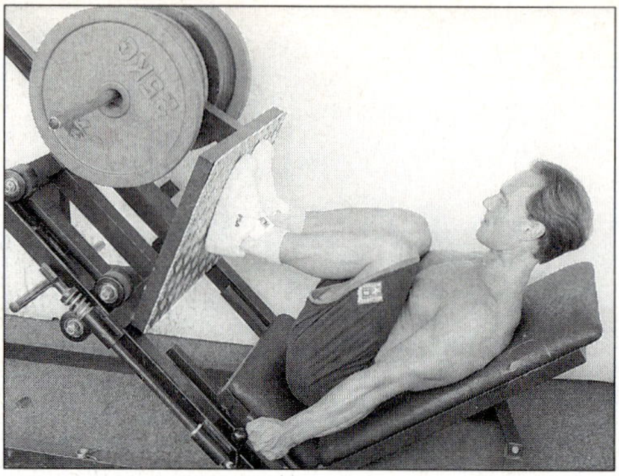

Beginner: 80–100 kg, *Fortgeschrittene:* 180–300 kg
Weit Fortgeschrittene: 300–350 kg

Kreuzheben mit leicht angewinkelten Knien

Trainierte Muskulatur
Zweiköpfiger Oberschenkelmuskel, Rückenstrecker, großer Gesäßmuskel

Grundübung

Übungsbeschreibung
- Ihre Füße stehen ca. schulterbreit auseinander.
- Winkeln Sie die Knie leicht an, beugen Sie den Oberkörper nach vorne, und greifen Sie die Langhantel im Obergriff.
- Richten Sie sich wieder auf. Dabei muß der Rücken immer gerade gehalten werden. Blicken Sie nach vorne, nie nach unten.
- Verlagern Sie beim Anheben der Hantel Ihr Körpergewicht auf die Fersen.
- Ziehen Sie die Schultern in der Endposition leicht nach hinten.
- Atmen Sie beim Anheben aus.

Variationen
- Wenn Sie sich während der Übungsausführung auf einen Holzblock oder auf das Ende einer Trainingsbank stellen, können Sie das Gewicht sehr weit herabsenken und so einen ausgezeichneten Dehnungseffekt für Ihre hintere Oberschenkelmuskulatur erzielen.
- Kreuzheben mit zwei Kurzhanteln (siehe Seite 59)
- Kreuzheben (siehe Seite 58)

Ergänzende Übungshinweise
- Kreuzheben trainiert sehr gut den unteren Rückenbereich. Beginner sollten für das Training des unteren Rückens zunächst die Übung

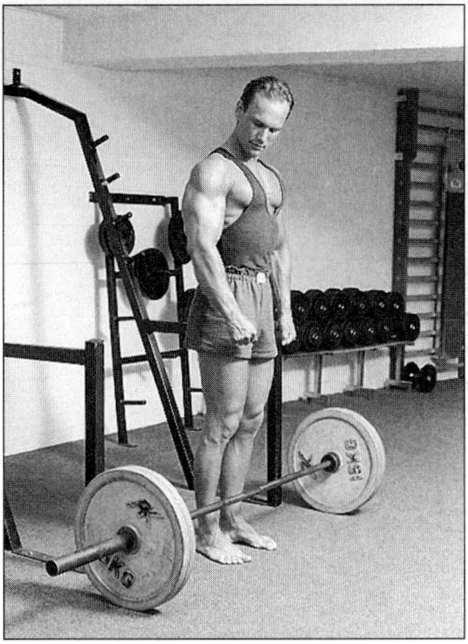

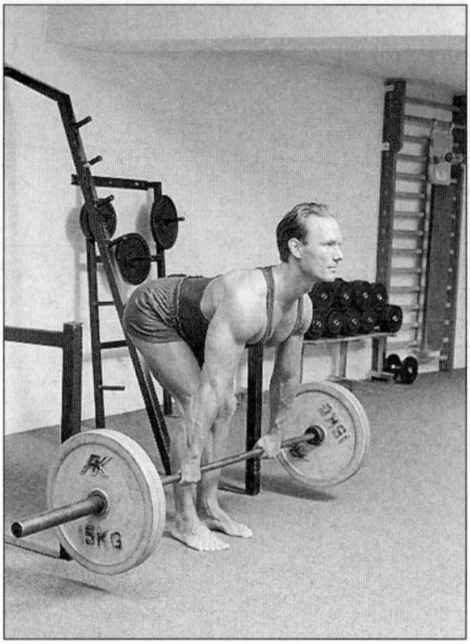

Hyperextension auswählen (siehe Seite 70).

- Verwenden Sie beim Kreuzheben mit leicht angewinkelten Knien eher leichte Gewichte, die Ihnen Wiederholungszahlen zwischen 15 und 20 pro Satz erlauben.

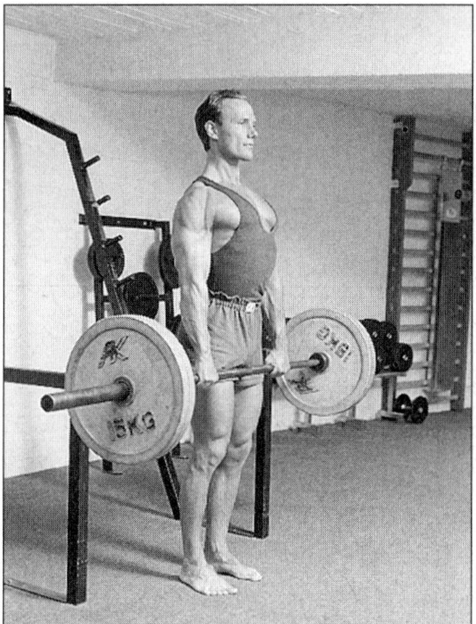

Beginner: nicht empfehlenswert
Fortgeschrittene: 60–80 kg
Weit Fortgeschrittene: 90–130 kg

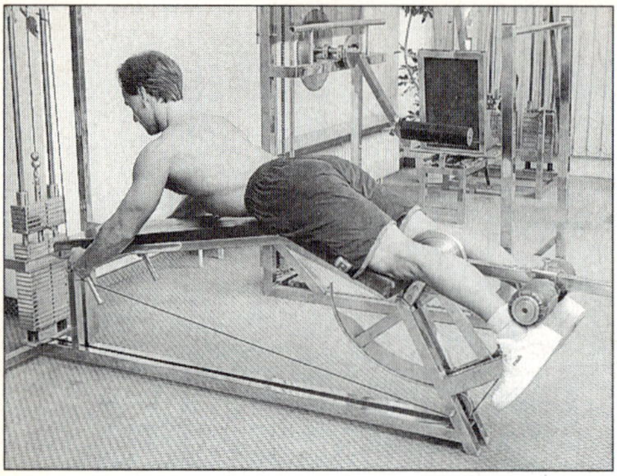
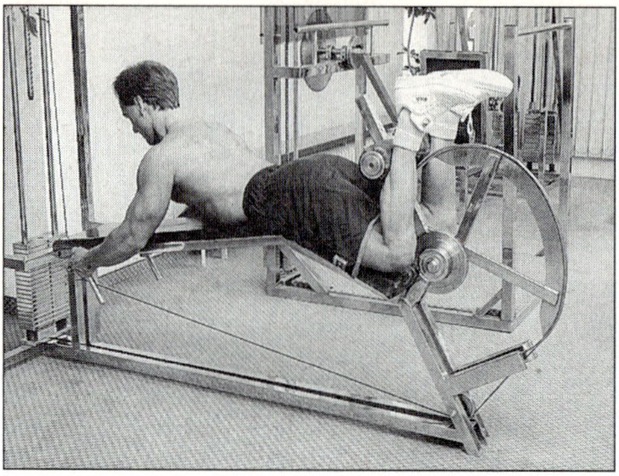

Beginner: 15–20 kg, *Fortgeschrittene:* 25–40 kg
Weit Fortgeschrittene: 40–55 kg

Beincurl liegend

Trainierte Muskulatur
Zweiköpfiger Oberschenkelmuskel, großer Gesäßmuskel

Isolationsübung

Übungsbeschreibung
- Liegen Sie so auf dem Beintisch, daß sich Ihre Knie ca. zwei bis drei Zentimeter frei über dem Bankende befinden.
- Die Rolle des Beintisches liegt an der Rückseite der Fußgelenke an.
- Fassen Sie mit beiden Händen die seitlich am Beintisch angebrachten Griffe oder den Beintisch selbst.
- Ziehen Sie die Rolle durch den Einsatz der hinteren Oberschenkelmuskulatur so weit nach oben, bis sie Kontakt mit dem Gesäß bekommt.
- Senken Sie das Gewicht wieder bis zur vollen Streckung der Beine nach unten herab. Stoppen Sie kurz bevor die Trainingsgewichte Kontakt mit dem Gewichtsschlitten bekommen.
- Atmen Sie beim Hochziehen aus.

Variationen
- Beincurl liegend, einbeinig
- Beincurl sitzend
- Beincurl stehend, einbeinig (siehe Seite 35)

Ergänzende Übungshinweise
- Wenn Sie Ihre Zehen in Richtung Schienbein anziehen, trainieren Sie auch die Wadenmuskeln.
- Achten Sie darauf, während des Anbeugens der Beine das Gesäß und den unteren Rückenbereich möglichst flach auf der Bank zu halten.

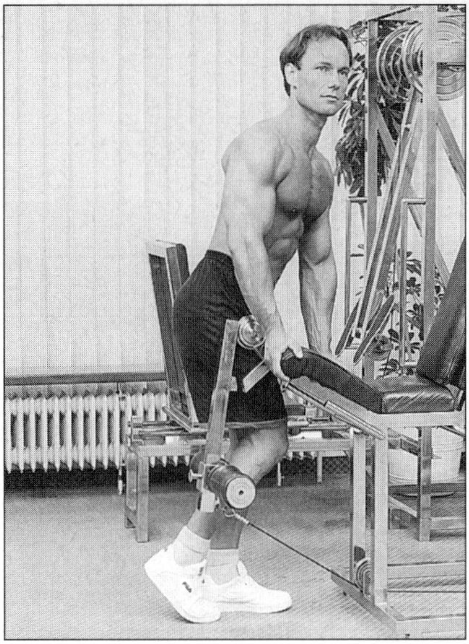

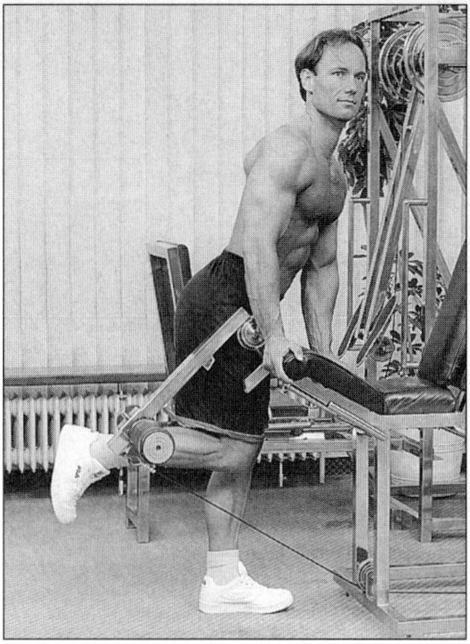

Beginner: nicht empfehlenswert, *Fortgeschrittene:* 15–20 kg
Weit Fortgeschrittene: 25–30 kg

Beincurl stehend, einbeinig

Trainierte Muskulatur
Zweiköpfiger Oberschenkelmuskel, großer Gesäßmuskel

Isolationsübung

Übungsbeschreibung
- Stehen Sie vor dem Beintisch, und positionieren Sie eine Fußrolle so, daß diese an der Rückseite der Fußgelenke anliegt.
- Beugen Sie den Oberkörper leicht nach vorne, und stützen Sie die Hände auf dem Beintisch ab.
- Winkeln Sie das Bein, an dem die Fußrolle anliegt, so weit wie möglich nach oben an.
- Senken Sie das Gewicht wieder nach unten ab. Stoppen Sie kurz bevor die Gewichtsscheiben Kontakt mit dem Gewichtsschlitten bekommen.
- Atmen Sie beim Hochziehen aus.

Variationen
- Beincurl liegend (siehe Seite 34)
- Beincurl liegend, einbeinig
- Beincurl sitzend

Ergänzende Übungshinweise
- Wenn Sie Ihre Zehen in Richtung Schienbein anziehen, trainieren Sie auch die Wadenmuskeln.
- Achten Sie darauf, den Oberkörper während der Bewegung nur leicht nach vorne zu beugen.

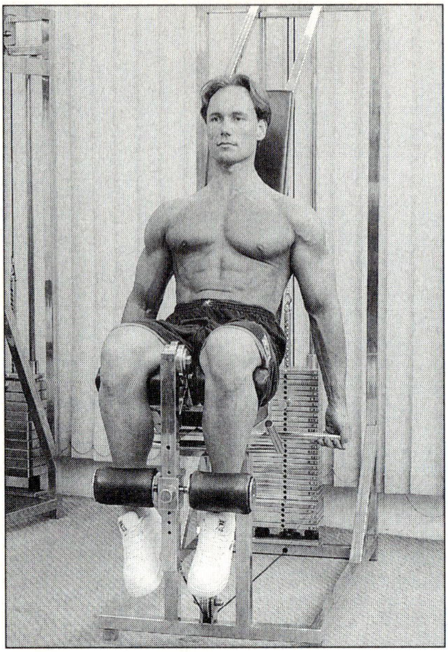
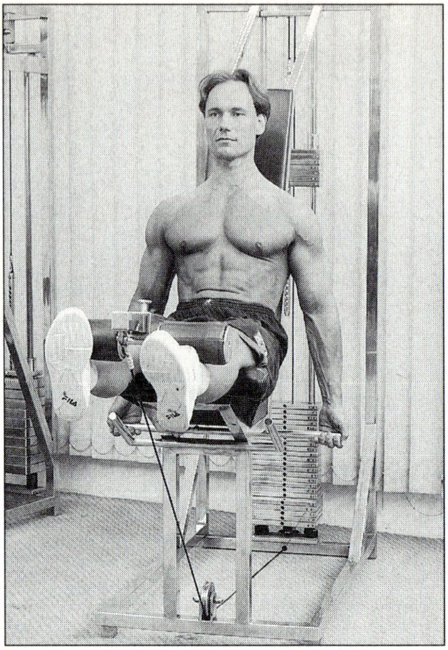

Beginner: 20–30 kg, *Fortgeschrittene:* 40–60 kg
Weit Fortgeschrittene: 70–90 kg

Beinstrecken

Trainierte Muskulatur
Gerader Oberschenkelmuskel

Isolationsübung

Übungsbeschreibung
- Positionieren Sie die Fußrolle am unteren Ende Ihrer Schienbeine.
- Fassen Sie mit beiden Händen die seitlich am Beintisch angebrachten Griffe oder den Beintisch selbst.
- Drücken Sie die Beine bis zur vollen Streckung nach oben.
- Senken Sie die Trainingsgewichte anschließend nur so weit ab, daß sie nicht auf dem Gewichtsschlitten aufliegen.
- Atmen Sie beim Hochdrücken aus.

Variation
- Beinstrecken einbeinig (s. S. 37)

Ergänzende Übungshinweise
- Verharren Sie bei den letzten drei bis fünf Wiederholungen eines Satzes für ca. zwei bis drei Sekunden in der Position mit gestreckten Beinen, um eine starke Kontraktion der Oberschenkelmuskulatur zu erzielen.

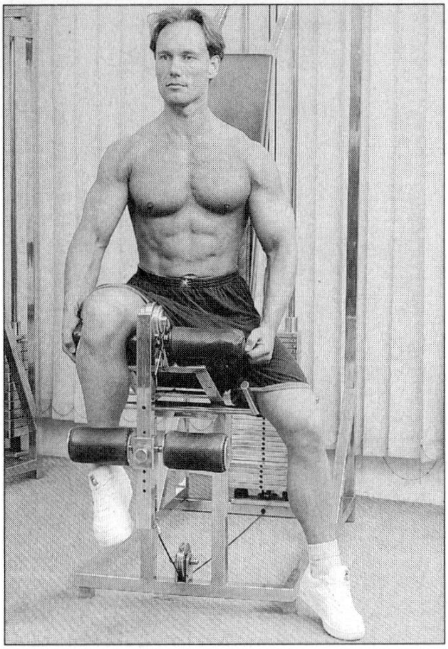 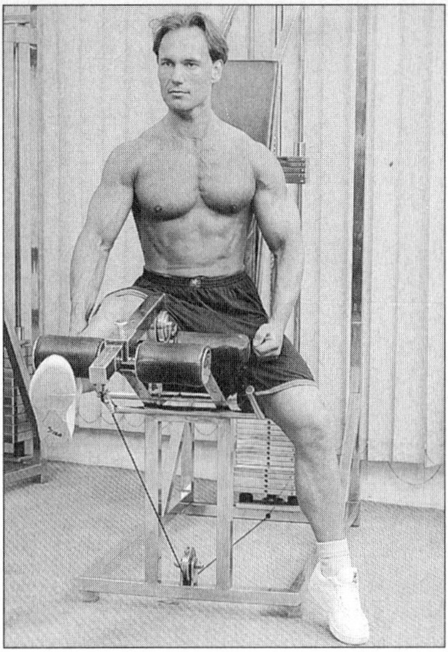

Beginner: nicht empfehlenswert, *Fortgeschrittene:* 20–30 kg
Weit Fortgeschrittene: 30–45 kg

- Nach innen gerichtete Fußspitzen trainieren besonders den äußeren Bereich der vorderen Oberschenkel, nach außen zeigende Fußspitzen trainieren verstärkt den inneren Bereich der Oberschenkel.

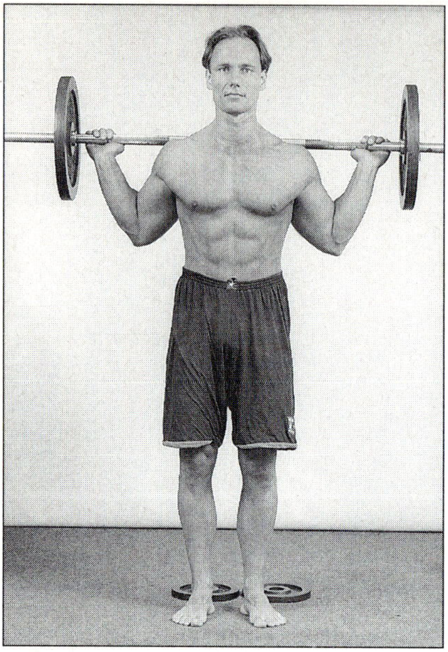 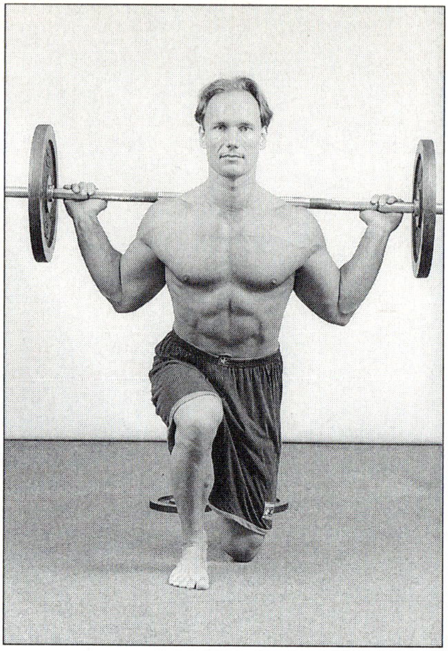

Beginner: nicht empfehlenswert, *Fortgeschrittene:* 40–60 kg
Weit Fortgeschrittene: 70–90 kg

Ausfallschritte

Trainierte Muskulatur
Gerader Oberschenkelmuskel, zweiköpfiger Oberschenkelmuskel, großer Gesäßmuskel

Isolationsübung

Übungsbeschreibung
- Positionieren Sie eine Langhantel so im Nacken, daß sie nicht unangenehm drückt.
- Stehen Sie aufrecht mit eng zusammengestellten Füßen.
- Setzen Sie mit gerade gehaltenem Rücken ein Bein so weit nach vorne, daß das Knie des anderen Beines kurz den Boden berührt.
- Ziehen Sie das nach vorne gesetzte Bein wieder nach hinten in die Ausgangsposition zurück, und wiederholen Sie die Bewegung mit dem anderen Bein.
- Atmen Sie beim Aufrichten aus.

Variation

- Ausfallschritte mit gestreckten Armen und seitlich am Körper gehaltenen Kurzhanteln

Ergänzende Übungshinweise

- Je weiter die Füße nach vorne gebracht werden, um so höher ist der Trainingseffekt für die Gesäßmuskeln.

Brustmuskulatur

Bankdrücken

Trainierte Muskulatur
Großer Brustmuskel, Schultermuskel, dreiköpfiger Armstrecker

Grundübung

Übungsbeschreibung
- Fassen Sie die Langhantel etwas weiter als schulterbreit.
- Heben Sie das Gewicht aus der Ablage, drücken Sie die Arme durch.
- Senken Sie die Hantel so weit ab, bis sie Kontakt mit dem unteren Brustbereich bekommt.
- Drücken Sie das Gewicht, ohne zu pausieren, bis zur vollen Streckung der Arme wieder nach oben.
- Atmen Sie während des Hochdrückens aus.

Variationen
- Bankdrücken mit Kurzhanteln (siehe Seite 41)
- Engbankdrücken (siehe Seite 98)
- Bankdrücken an der Maschine

Ergänzende Übungshinweise
- Sollten Sie zu starker Hohlkreuzbildung neigen, empfiehlt es sich, die Oberschenkel anzuheben, die Füße zu kreuzen und die Knie in Richtung Brust anzuziehen.
- Eine besonders gute Dehnung der Brustmuskulatur erreichen Sie, wenn die Ellenbogen während der Abwärtsbewegung leicht nach hinten gezogen werden. Auch die Verwendung von Kurzhanteln ermöglicht durch tiefes seitliches Herunterlassen der Gewichte am Körper eine intensive Dehnung.

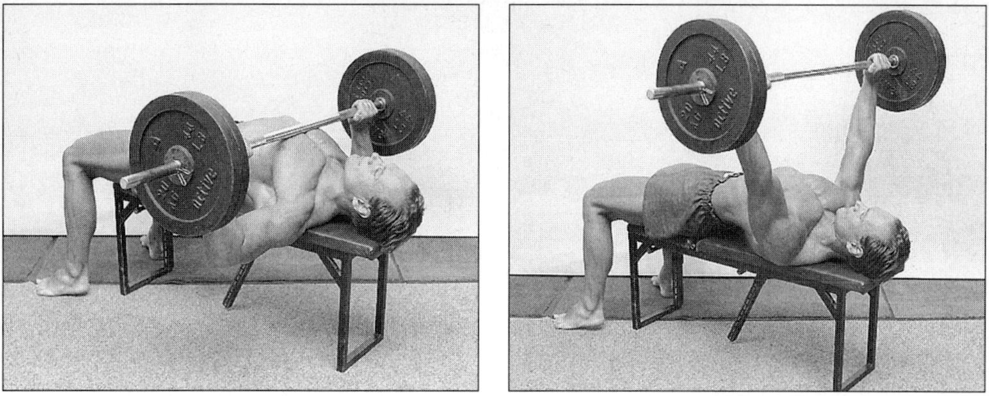

Beginner: 30–40 kg, *Fortgeschrittene:* 60–90 kg
Weit Fortgeschrittene: 100–140 kg

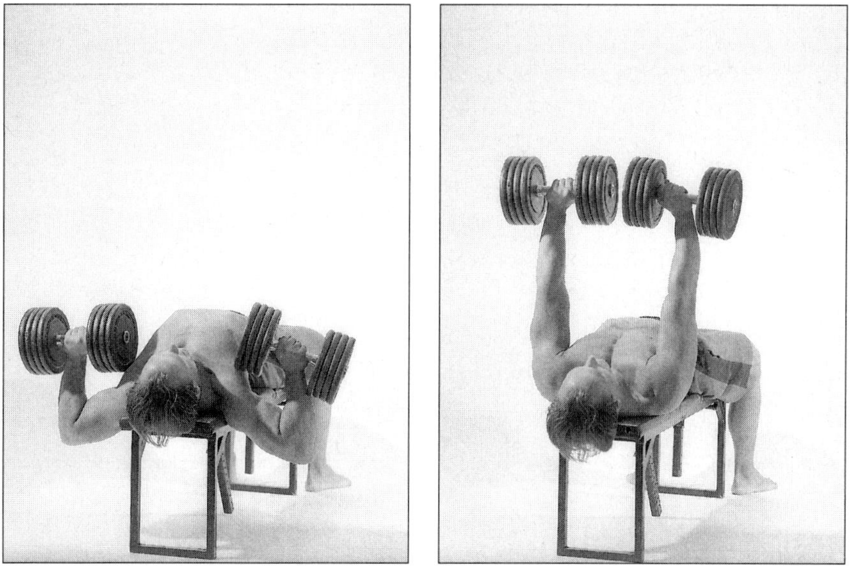

Beginner: nicht empfehlenswert, *Fortgeschrittene:* 25–35 kg
Weit Fortgeschrittene: 40–55 kg

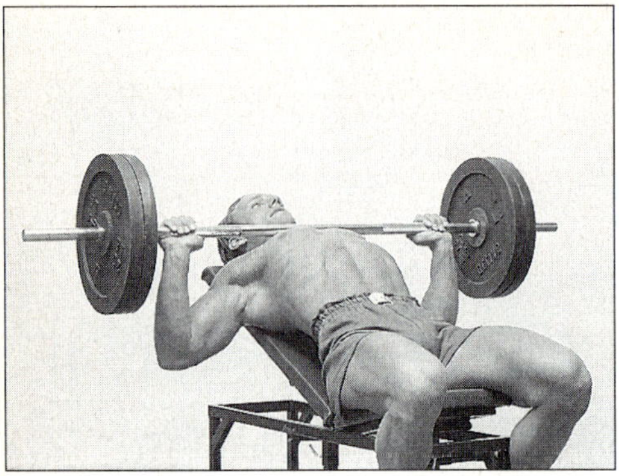
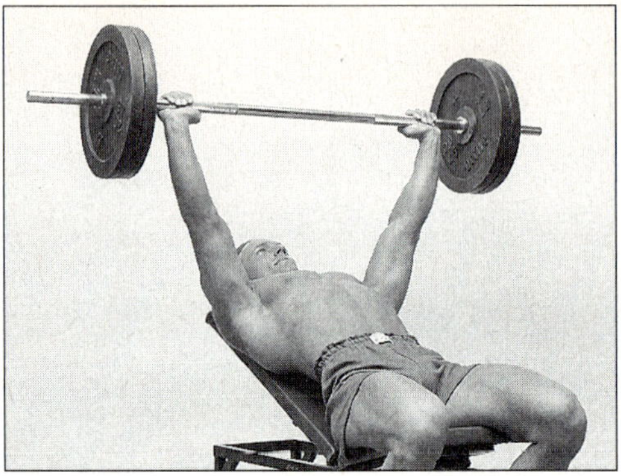

Beginner: 25–35 kg, *Fortgeschrittene:* 60–90 kg
Weit Fortgeschrittene: 90–120 kg

Schrägbankdrücken

Trainierte Muskulatur
Oberer Bereich des großen Brustmuskels, Schultermuskel, dreiköpfiger Armstrecker

Grundübung

Übungsbeschreibung
- Fassen Sie die Hantel etwas weiter als schulterbreit.
- Drücken Sie das Gewicht bis zur vollen Streckung der Arme aus der Halterung.
- Senken Sie die Hantel so weit in Richtung Brustbereich herab, bis sie Kontakt mit dem oberen Brustkorb bekommt.
- Drücken Sie das Gewicht ohne zu pausieren wieder bis zur vollen Streckung der Arme nach oben.
- Atmen Sie beim Hochdrücken aus.

Variationen
- Schrägbankdrücken mit Kurzhanteln (siehe Seite 43)
- Schrägbankdrücken an der Maschine

Ergänzende Übungshinweise
- Je weiter Sie die Ellenbogen während der Abwärtsbewegung nach hinten ziehen, um so stärker wird die Brustmuskulatur gedehnt.
- Die Schrägeinstellung der Bank liegt üblicherweise bei ca. 45 Grad. Je steiler die Bank nach oben geneigt ist, desto mehr wird die vordere Schultermuskulatur belastet.

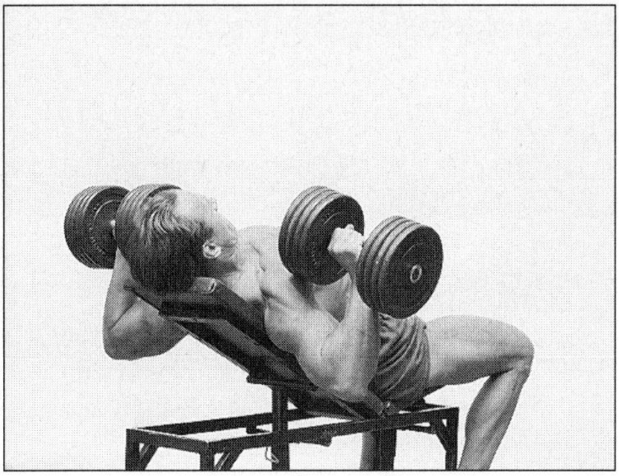

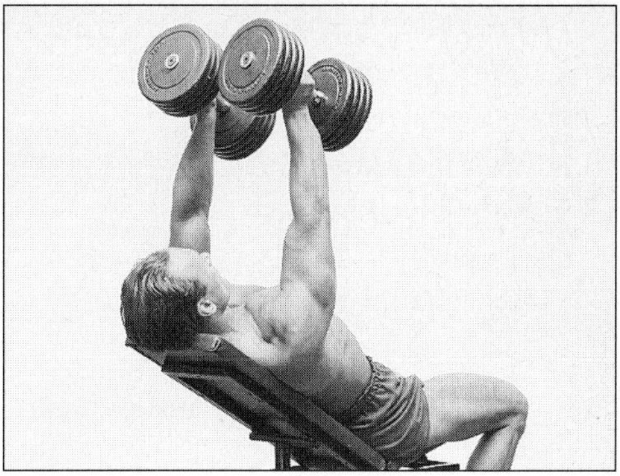

Beginner: 10–15 kg, *Fortgeschrittene:* 25–35 kg
Weit Fortgeschrittene: 35–50 kg

Schrägbankdrücken mit Kurzhanteln

Trainierte Muskulatur
Oberer Bereich des großen Brustmuskels, Schultermuskel, dreiköpfiger Armstrecker

Grundübung

Übungsbeschreibung
- Sie liegen auf der Schrägbank und halten mit gestreckten Armen in jeder Hand eine Kurzhantel.
- Senken Sie die Gewichte so weit wie möglich seitlich am Körper herab.
- Am tiefsten Punkt der Bewegung sollte die dem Körper näher liegende Kurzhantelseite kurz die vordere Schultermuskulatur berühren.
- Drücken Sie die Hanteln bis zur vollen Streckung der Arme wieder nach oben.
- Atmen Sie beim Hochdrücken aus.

Variationen
- Schrägbankdrücken mit der Langhantel (siehe Seite 42)
- Schrägbankdrücken an der Maschine

Ergänzende Übungshinweise
- Je weiter Sie die Ellenbogen während der Abwärtsbewegung nach hinten ziehen, desto stärker wird die Brustmuskulatur gedehnt.
- Die Schrägeinstellung der Bank liegt generell bei ca. 45 Grad. Je steiler die Bank nach oben gestellt ist, desto mehr wird die vordere Schultermuskulatur belastet.
- Bei Verwendung von sehr schweren Gewichten empfiehlt es sich, einen oder zwei Trainingspartner zu bitten, Ihnen diese anzureichen.

Fliegende Bewegung auf der Flachbank

Trainierte Muskulatur
Großer Brustmuskel

Grundübung

Übungsbeschreibung

- Sie liegen auf der Flachbank und halten mit gestreckten Armen in jeder Hand eine Kurzhantel.
- Senken Sie die Gewichte bis zur tiefsten Streckung seitlich nach unten, winkeln Sie dabei die Ellenbogen leicht an.
- Ziehen Sie die Gewichte wieder nach oben, und drücken Sie die Arme erst im letzten Stück der Aufwärtsbewegung ganz durch.
- Atmen Sie während der Aufwärtsbewegung aus.

Variation

- Fliegende Bewegung auf der Schrägbank (siehe Seite 45)

Ergänzende Übungshinweise

- Die Ellenbogen sollen nur leicht angewinkelt werden. Fliegende Bewegungen sind in erster Linie eine Zug- und keine Druckübung.
- Während der Bewegung sollen sich Schultern, Ellenbogen und Handgelenke in einer Linie befinden.
- Werden die Kurzhanteln während des letzten Stückes der Aufwärtsbewegung nach innen gedreht, so daß die Handflächen einander zugewandt sind, erhöht sich die Belastung der inneren Brustmuskulatur.
- Wenn Sie zu einer starken Hohlkreuzbildung neigen, heben Sie die Beine an, schlagen Sie die Füße übereinander, und winkeln Sie die Beine in Richtung Brust an.

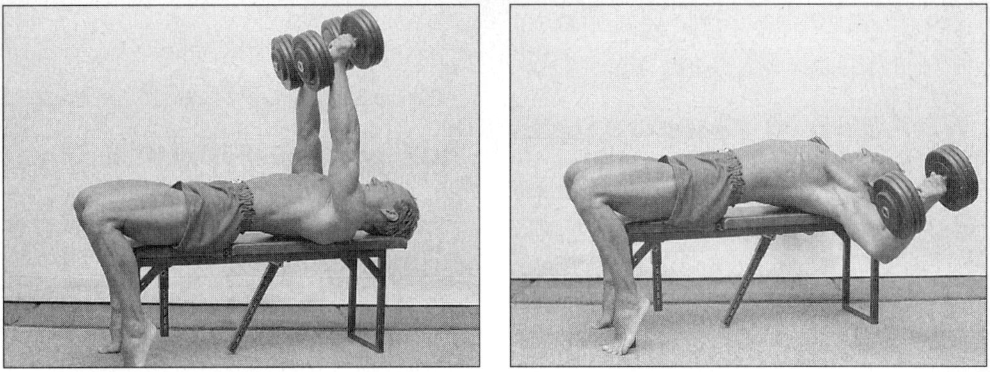

Beginner: 10–15 kg, *Fortgeschrittene:* 15–25 kg
Weit Fortgeschrittene: 25–35 kg

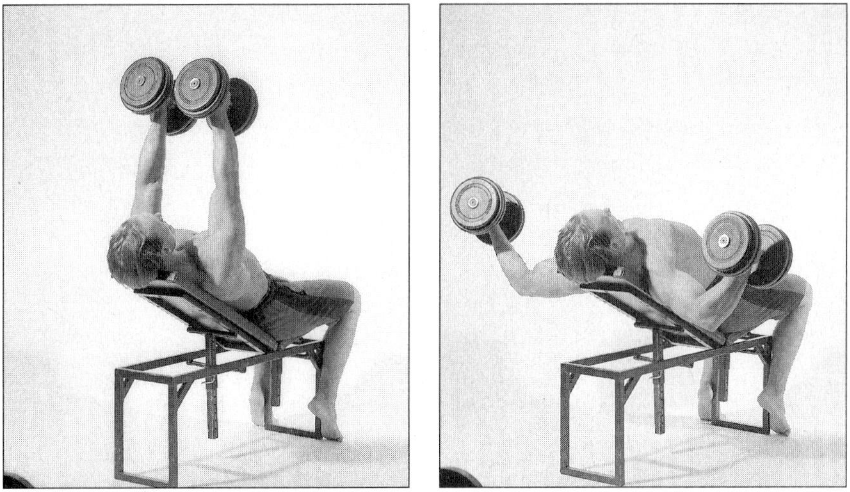

Beginner: 8–12 kg, *Fortgeschrittene:* 15–25 kg
Weit Fortgeschrittene: 25–30 kg

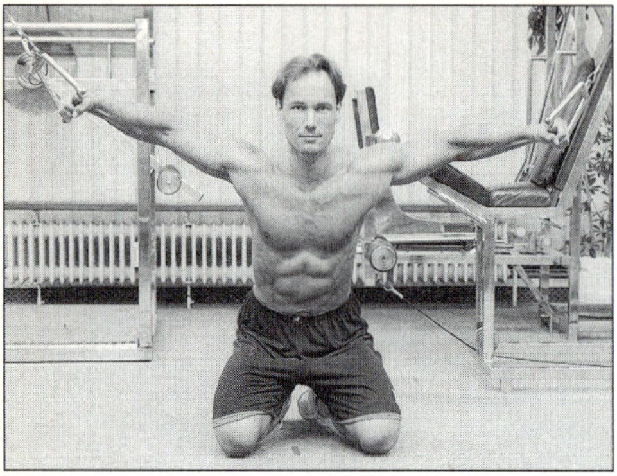 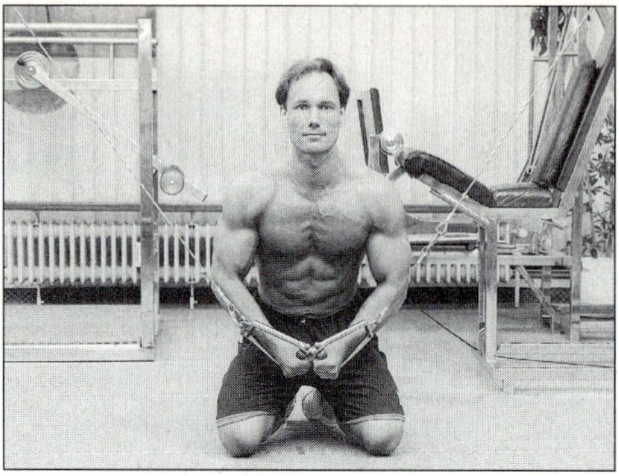

Beginner: nicht empfehlenswert, *Fortgeschrittene:* 15–20 kg
Weit Fortgeschrittene: 20–30 kg

Kabelzüge überkreuz

Trainierte Muskulatur

Innerer Bereich des großen Brustmuskels

Isolationsübung

Übungsbeschreibung

- Fassen Sie die Griffe des Zugturmes, und knien Sie sich auf den Boden.
- Ziehen Sie die Arme mit leicht angewinkelten Ellenbogen in einer halbkreisförmigen Bewegung so weit nach vorne, daß sich Ihre Hände vor den Knien berühren.
- Drücken Sie den unteren Rückenbereich durch und das Brustbein nach vorne, machen Sie keinen Rundrücken.
- Bewegen Sie die Griffe wieder bis zur maximalen Streckung der Brustmuskeln nach oben.
- Atmen Sie während des Herunterziehens aus.

Variationen

- Kabelzüge überkreuz im Stehen
- Einarmige Kabelzüge überkreuz

Ergänzender Übungshinweis

- Kabelzüge überkreuz sollten eher mit leichteren Gewichten und Wiederholungszahlen zwischen 15 und 25 pro Satz trainiert werden. Diese Übung eignet sich hervorragend als Abschlußübung des Brusttrainings während der Definitionsphase und trägt sehr dazu bei, die «Streifen» in der Brustmuskulatur auszuprägen.

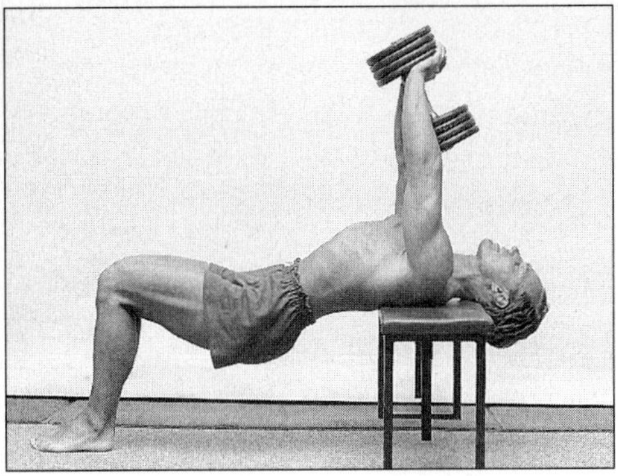 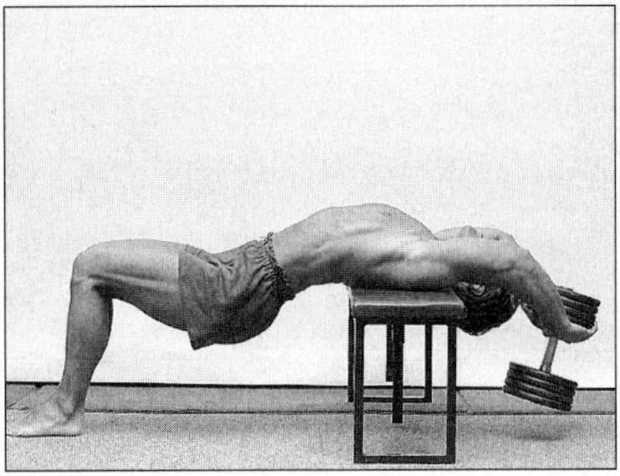

Beginner: 10–15 kg, *Fortgeschrittene:* 25–35 kg
Weit Fortgeschrittene: 35–55 kg

Überzüge

Trainierte Muskulatur
Großer Brustmuskel, breiter Rückenmuskel, vorderer Sägemuskel, dreiköpfiger Armstrecker

Isolationsübung

Übungsbeschreibung

- Sie liegen quer auf einer Übungsbank, der Kopf befindet sich kurz über dem Bankende und ist abgestützt. Schultern und oberer Rückenbereich liegen auf der Bank.
- Greifen Sie die Kurzhantel so, daß sich Ihre Hände überkreuzen und die Handflächen flach gegen das Gewicht gedrückt sind.
- Die Arme sind durchgedrückt.
- Während des Absenkens des Gewichts winkeln Sie die Ellenbogen leicht an.
- Bewegen Sie die Kurzhantel so weit wie möglich nach hinten, idealerweise bis zum Boden, und halten Sie dabei das Gesäß stets unten in der Ausgangsposition.
- Ziehen Sie das Gewicht wieder so weit nach oben, daß sich Ihre Arme in der Senkrechten befinden.
- Atmen Sie beim Hochziehen aus.

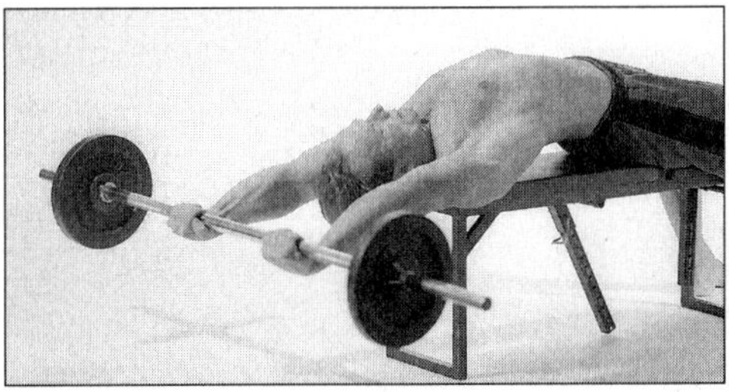

Beginner: 10–15 kg
Fortgeschrittene: 25–35 kg
Weit Fortgeschrittene: 35–55 kg

Variationen

- Überzüge mit stark angewinkelten Ellenbogen
- Überzüge mit dem Körper längsseits auf der Bank (siehe Seite 47 unten, Version mit der Langhantel)
- Überzüge an der Maschine

Ergänzender Übungshinweis

- Erweitern Sie Ihren Bewegungsradius schrittweise, bis Sie das Gewicht bis zum Boden absenken können.

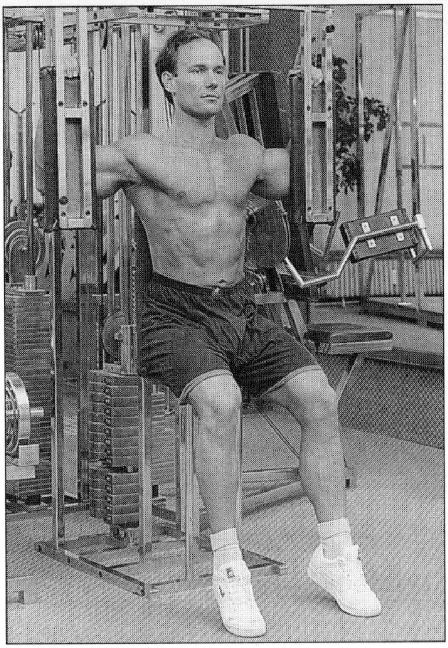 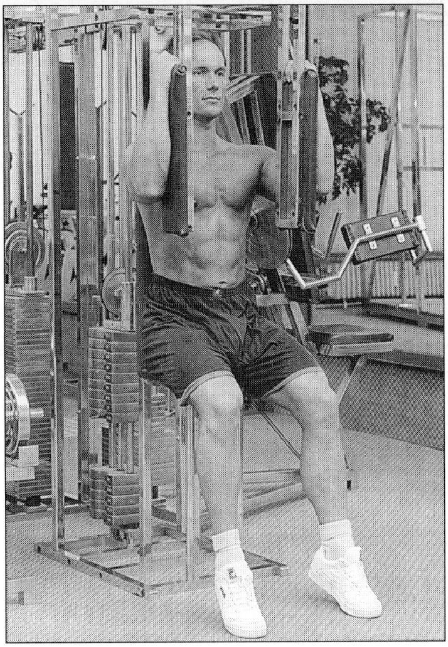

Beginner: 30–45 kg, *Fortgeschrittene:* 50–70 kg
Weit Fortgeschrittene: 70–100 kg

Butterfly

Trainierte Muskulatur
Innerer Bereich des großen Brustmuskels

Isolationsübung

Übungsbeschreibung
- Setzen Sie sich so auf das Sitzpolster, daß sich Ihre Ellenbogen in einer Linie mit Ihren Schultern befinden.
- Ziehen Sie die Arme so weit nach vorne zusammen, daß sich die Polsterungen kurz berühren.
- Atmen Sie beim Zusammendrücken aus.

Variation
- Butterfly einarmig

Ergänzender Übungshinweis
- Halten Sie während der Bewegung die Ellenbogen stets an das Polster gedrückt. Machen Sie keinen Rundrücken, ziehen Sie die Schultern nicht nach vorne.

Rückenmuskulatur

Klimmzüge

Trainierte Muskulatur
Breiter Rückenmuskel, Trapezmuskel, großer Rautenmuskel, großer Rundmuskel, zweiköpfiger Armbeuger, vorderer Sägemuskel

Grundübung

Übungsbeschreibung
- Fassen Sie die Klimmzugstange breiter als schulterweit.
- Aus der vollen Streckung der Arme ziehen Sie sich mit leicht angewinkelten Beinen und übereinandergeschlagenen Füßen so weit nach oben, bis mindestens Ihre Nase die Klimmzugstange berührt.
- Senken Sie den Körper wieder bis zur vollen Streckung herab.
- Atmen Sie beim Hochziehen aus.

Variationen
- Klimmzüge zum Nacken
- Enge Klimmzüge im Untergriff

Ergänzende Übungshinweise
- Vermeiden Sie während der Bewe-

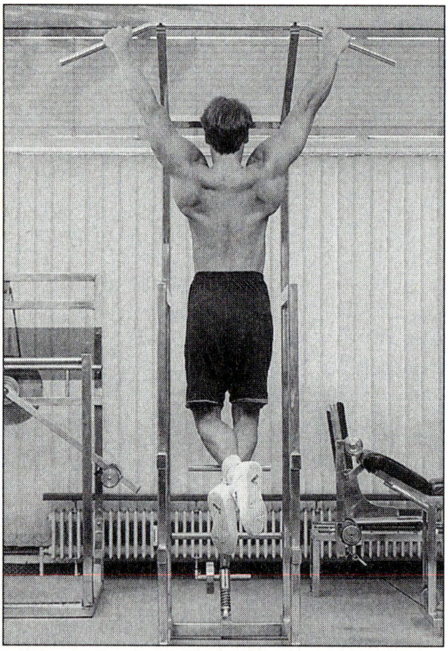

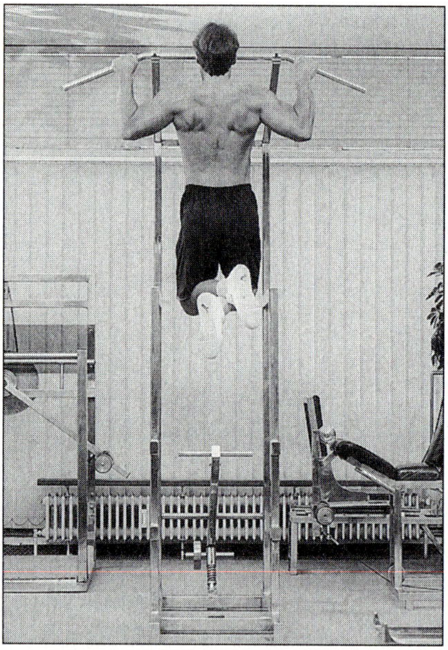

Beginner: ohne zusätzliches Gewicht 1–5 Wiederholungen
Fortgeschrittene: 6–10 Wiederholungen ohne zusätzliches Gewicht
Weit Fortgeschrittene: 10–15 Wiederholungen ohne zusätzliches Gewicht
5–8 Wiederholungen mit Zusatzgewicht von 5–15 kg

gung ein Schwingen des Oberkörpers. Drücken Sie den Brustkorb nach vorne, ziehen Sie die Ellenbogen nach hinten und die Schultern zusammen.

- Der Widerstand kann bei Klimmzügen erhöht werden, indem Sie sich so weit nach oben ziehen, daß der Brustkorb Kontakt mit der Klimmzugstange bekommt. Oder Sie trainieren diese Übung mit Zusatzgewicht. Verwenden Sie hierfür einen speziellen Gürtel.
- Beginnern fällt es oft schwer, Klimmzüge mit ausreichend hohen Wiederholungszahlen, das heißt mindestens 6 pro Satz, zu trainieren. In diesem Fall ist es empfehlenswert, das Nacken- oder Frontziehen (siehe Seite 56 bzw. 52ff) so lange zu trainieren, bis bei diesen beiden Übungen das eigene Körpergewicht eingesetzt werden kann.

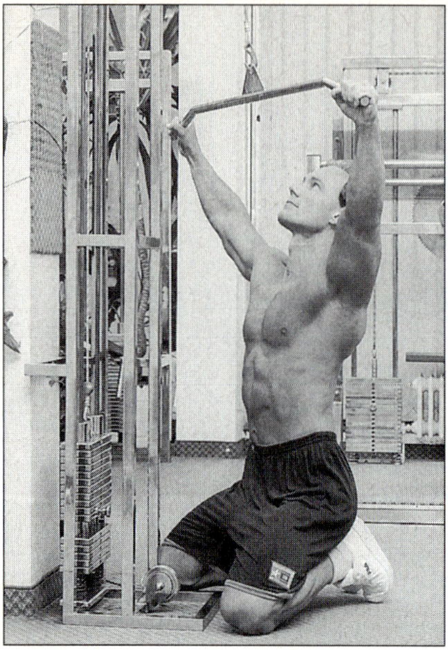

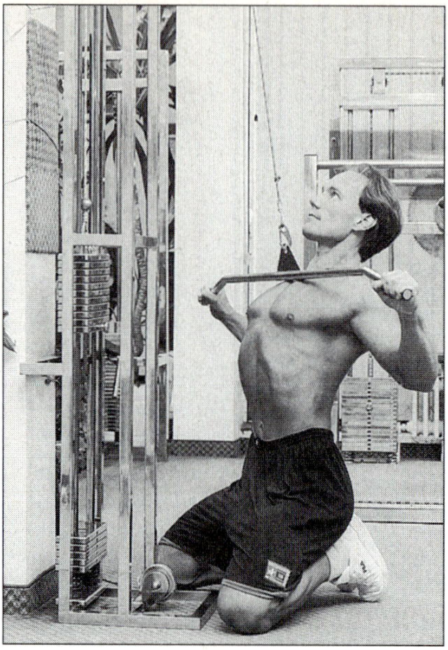

Beginner: 30–40 kg, *Fortgeschrittene:* 45–60 kg
Weit Fortgeschrittene: 60–90 kg

Frontziehen

Trainierte Muskulatur
Breiter Rückenmuskel, Trapezmuskel, großer Rautenmuskel, großer Rundmuskel, zweiköpfiger Armbeuger, vorderer Sägemuskel

Isolationsübung

Übungsbeschreibung

- Fassen Sie die Zugstange etwas weiter als schulterbreit.
- Ziehen Sie die Stange aus der vollen Streckung der Arme so weit nach unten, daß sie die oberen Brustmuskeln berührt.
- Bewegen Sie die Zugstange wieder in die Ausgangsposition mit voll gestreckten Armen zurück.
- Atmen Sie beim Herunterziehen aus.

Variation

- Frontziehen im Untergriff (siehe Seite 53)

Ergänzende Übungshinweise

- Drücken Sie während der Bewegung das Brustbein nach vorne, vermeiden Sie die Bildung eines Rundrückens.

- Ziehen Sie die Ellenbogen während der Abwärtsbewegung möglichst weit nach hinten und die Schulterblätter zusammen.
- Während des Herunterziehens sollte der Oberkörper leicht nach hinten, während der Aufwärtsbewegung leicht nach vorne gebeugt werden, um die Rückenmuskeln gut zu strecken.
- Frontziehen eignet sich gut für diejenigen, denen Klimmzüge noch Probleme bereiten. Sobald beim Frontziehen mit dem eigenen Körpergewicht mindestens acht Wiederholungen pro Satz trainiert werden können, sind auch Klimmzüge kein Problem mehr.

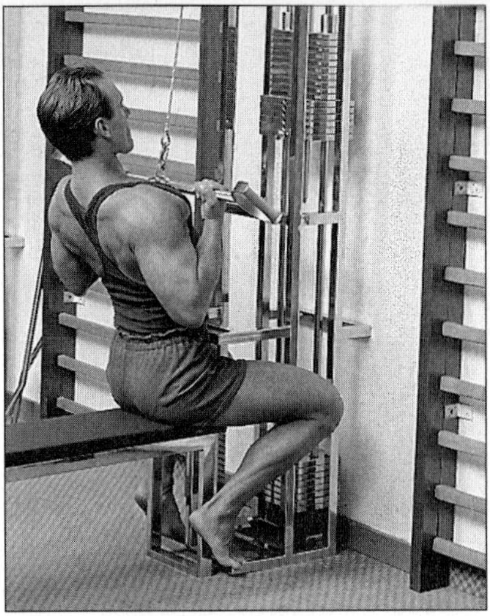

Beginner: 30–40 kg
Fortgeschrittene: 45–60 kg
Weit Fortgeschrittene: 60–90 kg

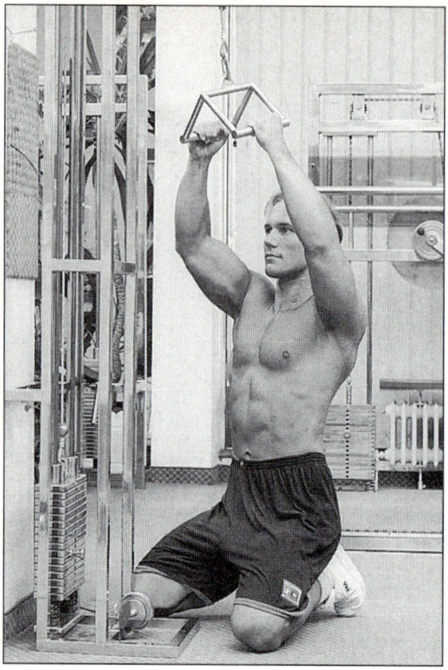 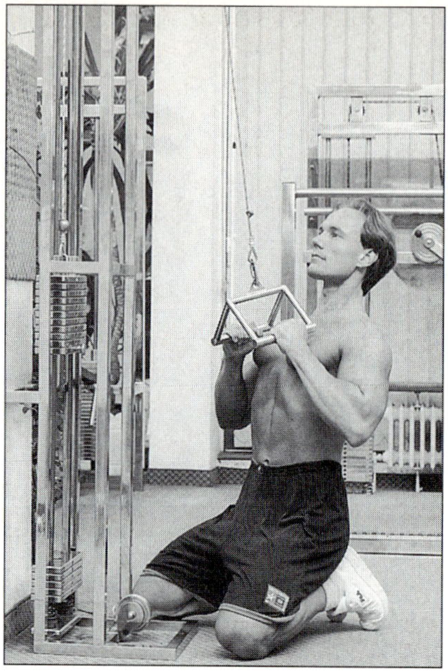

Beginner: 25–35 kg, *Fortgeschrittene:* 40–65 kg
Weit Fortgeschrittene: 60–90 kg

Frontziehen eng

Trainierte Muskulatur

Breiter Rückenmuskel, Trapezmuskel, großer Rautenmuskel, großer Rundmuskel, zweiköpfiger Armbeuger, vorderer Sägemuskel

Isolationsübung

Übungsbeschreibung

- Knien Sie sich auf den Boden, oder setzen Sie sich auf den Sitz des Zugturmes, und greifen Sie den Zuggriff.
- Ziehen Sie den Zuggriff aus der vollen Streckung der Arme so weit nach unten, bis er Kontakt mit dem oberen Brustbereich bekommt.
- Bewegen Sie die Arme wieder bis zur vollen Streckung in die Ausgangsposition zurück.
- Atmen Sie beim Herunterziehen aus.

Variationen

- Frontziehen (siehe Seite 52)
- Frontziehen im Untergriff (siehe Seite 53)

Ergänzende Übungshinweise

- Drücken Sie während der Bewegung das Brustbein nach vorne, vermeiden Sie die Bildung eines Rundrückens.
- Ziehen Sie die Ellenbogen während der Abwärtsbewegung seitlich dicht am Körper möglichst weit nach unten und die Schulterblätter zusammen.
- Während des Herunterziehens sollte der Oberkörper leicht nach hinten, während der Aufwärtsbewegung leicht nach vorne gebeugt werden. So werden die Rückenmuskeln besonders gut gedehnt.

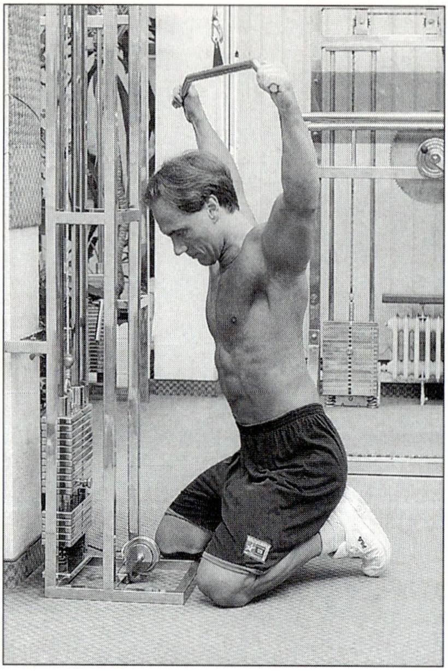 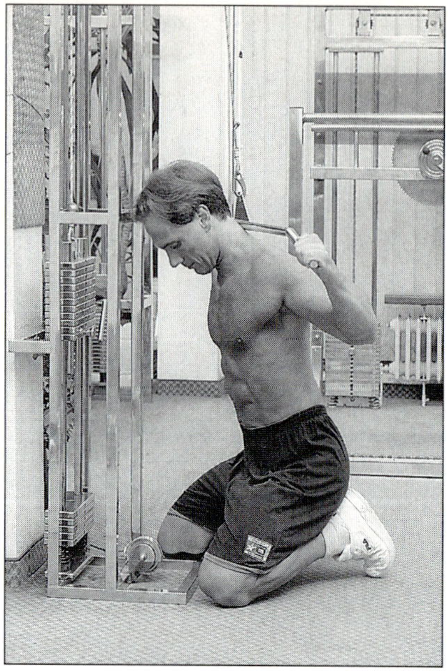

Beginner: 30–40 kg, *Fortgeschrittene:* 45–60 kg
Weit Fortgeschrittene: 65–90 kg

Nackenziehen

Trainierte Muskulatur
Breiter Rückenmuskel, Trapezmuskel, großer Rautenmuskel, großer Rundmuskel, zweiköpfiger Armbeuger, vorderer Sägemuskel

Isolationsübung

Übungsbeschreibung
- Fassen Sie die Zugstange etwas weiter als schulterbreit.
- Ziehen Sie die Stange aus der vollen Streckung der Arme so weit nach unten, daß sie die oberen Brustmuskeln berührt.
- Bewegen Sie die Zugstange wieder in die Ausgangsposition mit voll gestreckten Armen zurück.
- Atmen Sie beim Herunterziehen aus.

Ergänzende Übungshinweise
- Drücken Sie während der Bewegung das Brustbein nach vorne, vermeiden Sie die Bildung eines Rundrückens.
- Ziehen Sie die Ellenbogen während der Abwärtsbewegung möglichst

weit nach hinten und die Schulterblätter zusammen.

- Während des Herunterziehens sollte der Oberkörper leicht nach hinten und während der Aufwärtsbewegung leicht nach vorne gebeugt werden, um die Rückenmuskeln gut zu dehnen.
- Nackenziehen eignet sich gut für Aktive, denen Klimmzüge noch Probleme bereiten. Sobald beim Nackenziehen das eigene Körpergewicht für mindestens acht Wiederholungen pro Satz bewegt werden kann, sind auch Klimmzüge kein Problem mehr.

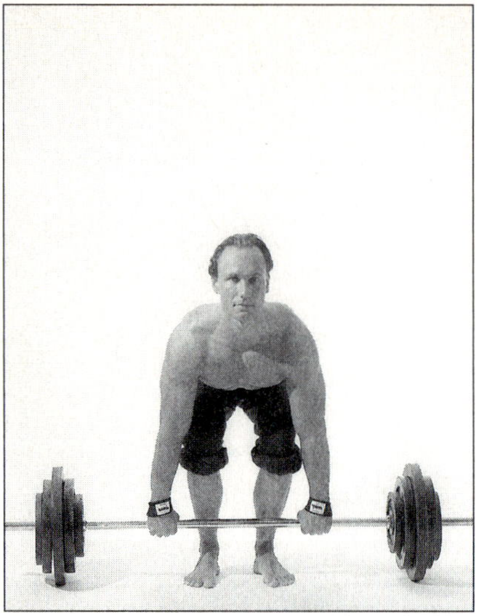 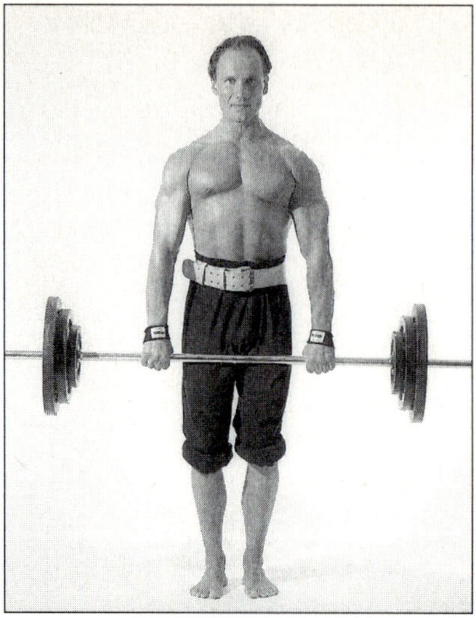

Beginner: 40–60 kg, *Fortgeschrittene:* 80–120 kg
Weit Fortgeschrittene: 140–170 kg

Kreuzheben

Trainierte Muskulatur
Breiter Rückenmuskel, Trapezmuskel, großer Rautenmuskel, großer Rundmuskel, Rückenstrecker, zweiköpfiger Oberschenkelmuskel, großer Gesäßmuskel, gerader Oberschenkelmuskel

Grundübung

Übungsbeschreibung
- Gehen Sie in die Hocke, und greifen Sie die Langhantel mit etwa schulterbreitem Griff.
- Die Langhantelstange berührt fast Ihre Schienbeine.
- Blicken Sie geradeaus, die Füße stehen ca. schulterbreit auseinander.
- Heben Sie das Gewicht vom Boden, bis Ihr Oberkörper voll aufgerichtet ist.
- Gehen Sie wieder so weit in die Hocke, daß das Gewicht kurz vor dem Boden ist, diesen aber nicht berührt.
- Atmen Sie beim Anheben aus.

Variationen
- Kreuzheben mit Kurzhanteln (siehe Seite 59)
- Kreuzheben mit leicht angewinkelten Knien (siehe Seite 32)

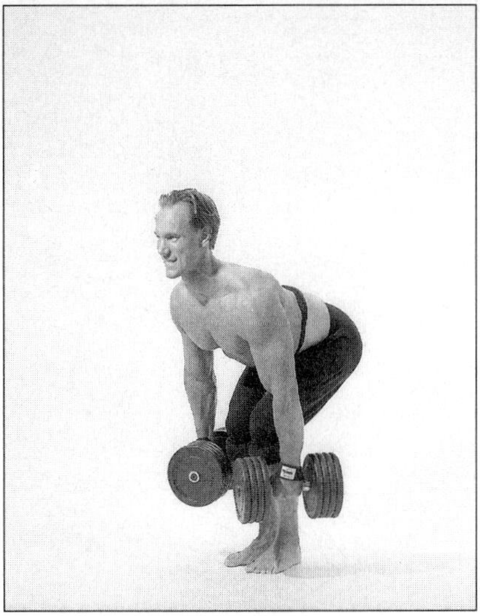
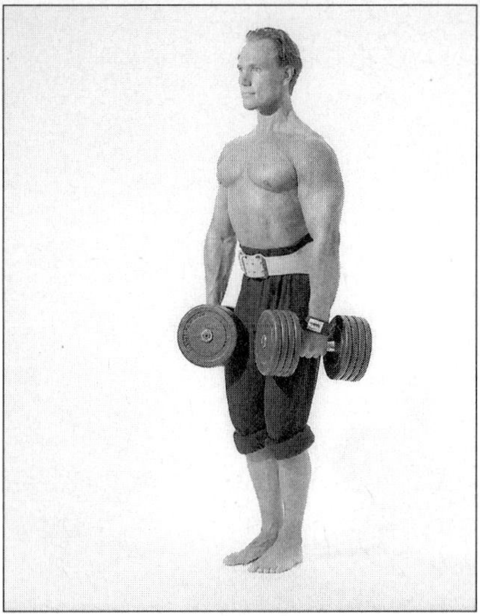

Beginner: nicht empfehlenswert, *Fortgeschrittene:* 30–45 kg
Weit Fortgeschrittene: 50–70 kg

Ergänzende Übungshinweise
Während des Anhebens:

- Heben Sie das Gewicht zunächst im ersten Teil der Bewegung durch den Krafteinsatz Ihrer Oberschenkelmuskulatur, im zweiten Teil der Bewegung werden die Rückenmuskeln stärker miteinbezogen.
- Blicken Sie immer geradeaus, nie nach unten, und drücken Sie die Fersen kräftig in den Boden.
- Ziehen Sie in der Position mit aufgerichtetem Oberkörper die Schulterblätter leicht nach hinten.

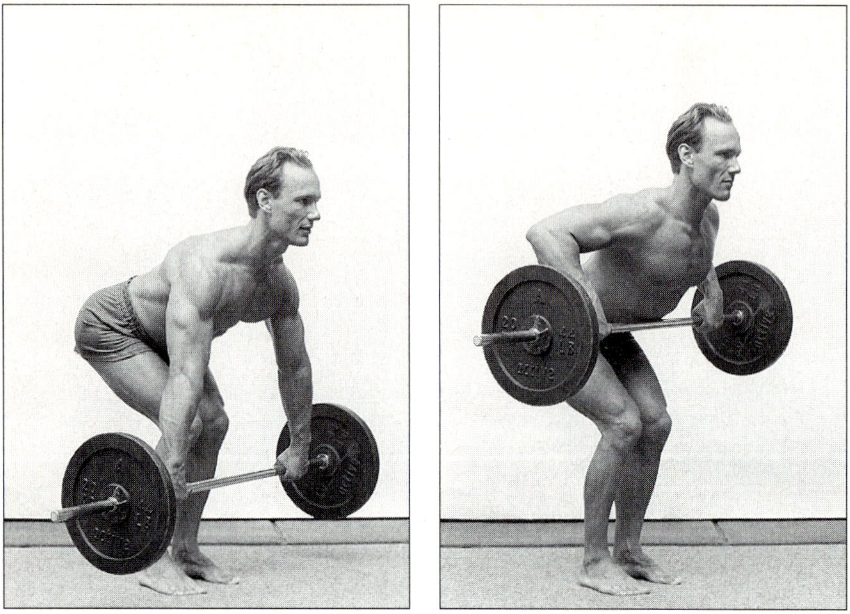

Beginner: 25–35 kg, *Fortgeschrittene:* 50–70 kg
Weit Fortgeschrittene: 90–120 kg

Langhantelrudern vorgebeugt

Trainierte Muskulatur

Breiter Rückenmuskel, Rückenstrekker, Trapezmuskel, großer Rautenmuskel, großer Rundmuskel, hinterer Schultermuskel

Grundübung

Übungsbeschreibung

- Halten Sie die Füße eng zusammen, beugen Sie sich nach vorne, und greifen Sie die Langhantel mit etwas weiter als schulterbreitem Griff.
- Richten Sie den Oberkörper bis zu einem Winkel von ca. 75 bis 90 Grad auf.
- Ziehen Sie das Gewicht so weit nach oben, daß die Langhantel Kontakt mit Ihrem oberen Bauchbereich bekommt.
- Senken Sie die Hantel bis zur vollen Streckung der Arme herab.
- Atmen Sie beim Hochziehen aus.

Variation

- Langhantelrudern vorgebeugt mit auf einer Bank abgestütztem Oberkörper

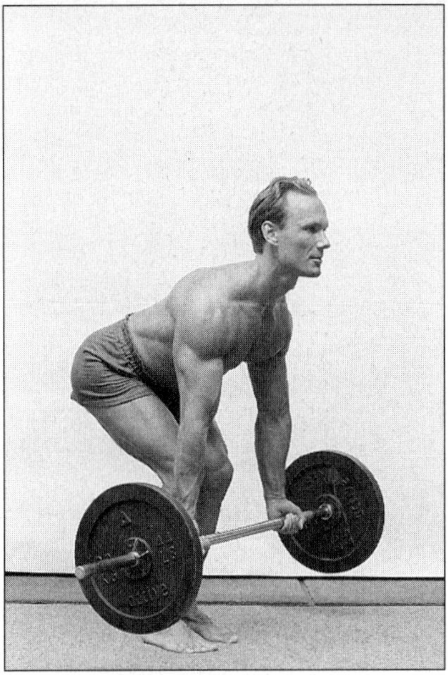

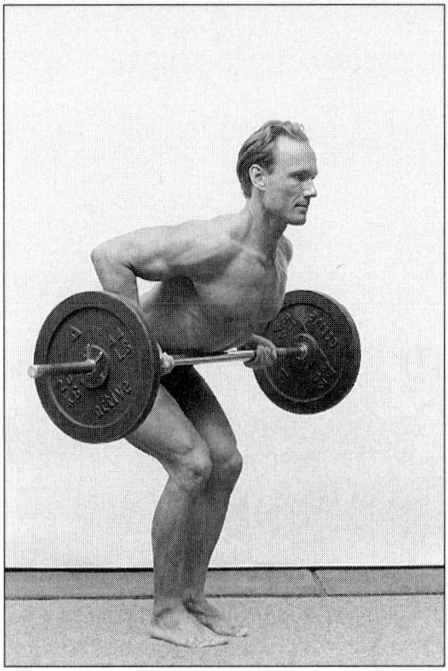

Beginner: 25–35 kg, *Fortgeschrittene:* 60–80 kg
Weit Fortgeschrittene: 100–130 kg

- Langhantelrudern vorgebeugt im Untergriff (siehe Seite 61)

Ergänzende Übungshinweise

- Vermeiden Sie während des Ruderns ein Schwingen im Oberkörper. Betrachten Sie Ihre Arme als Hebel, die die Bewegung ermöglichen. Ziehen Sie die Ellenbogen möglichst weit nach hinten und die Schulterblätter zusammen.
- Drücken Sie die Fersen kräftig in den Boden, winkeln Sie die Knie leicht an.
- Blicken Sie immer nach vorne, nie nach unten.
- Drücken Sie den Rücken durch, schieben Sie das Brustbein nach vorne, machen Sie keinen Rundrücken.
- Das Stehen auf dem Ende einer Bank oder auf einem Holzbrett ermöglicht ein besonders tiefes Herunterlassen der Hantel und erzeugt so eine starke Dehnung der Rückenmuskulatur.

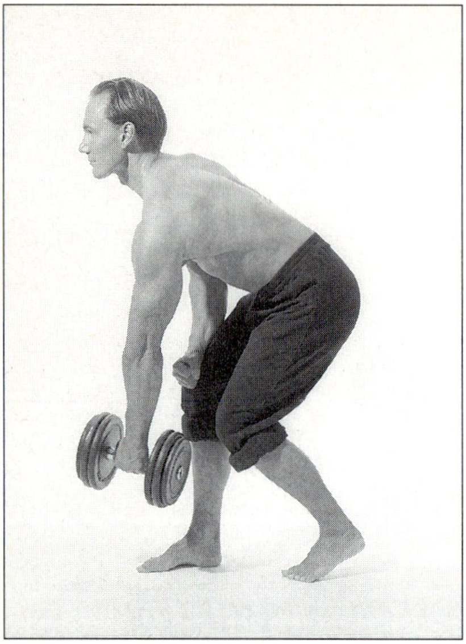 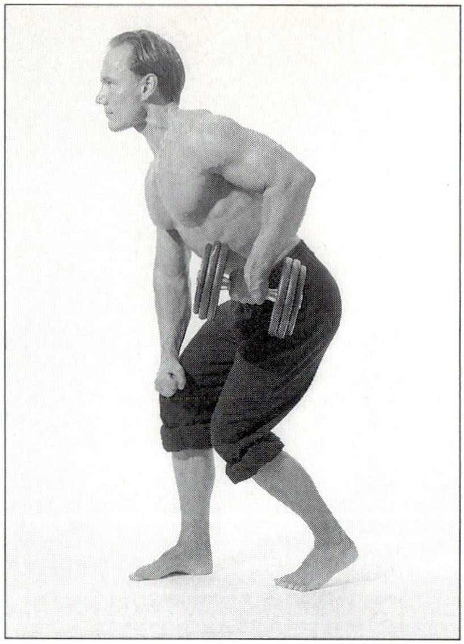

Beginner: 15–20 kg, *Fortgeschrittene:* 30–40 kg
Weit Fortgeschrittene: 45–60 kg

Kurzhantelrudern vorgebeugt

Trainierte Muskulatur
Breiter Rückenmuskel, Trapezmuskel, großer Rautenmuskel, großer Rundmuskel, Rückenstrecker

Isolationsübung

Übungsbeschreibung
- Gehen Sie in die Knie, stützen Sie sich mit einer Hand auf dem Oberschenkel ab, und beugen Sie den Oberkörper ca. 75 bis 90 Grad nach vorne.
- Halten Sie in der anderen Hand mit voll gestrecktem Arm eine Kurzhantel.
- Ziehen Sie das Gewicht so weit nach oben, daß es Ihren Oberkörper berührt, winkeln Sie die Knie leicht an, und halten Sie den Rücken gerade.
- Senken Sie die Hantel wieder bis zur vollen Streckung des Armes herab.
- Nach Beendigung des Satzes wechseln Sie den Arm.
- Atmen Sie beim Hochziehen aus.

Variation
- Statt freistehend können Sie die

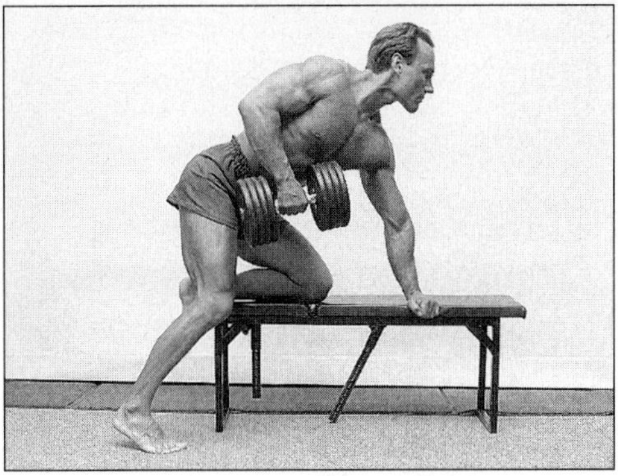
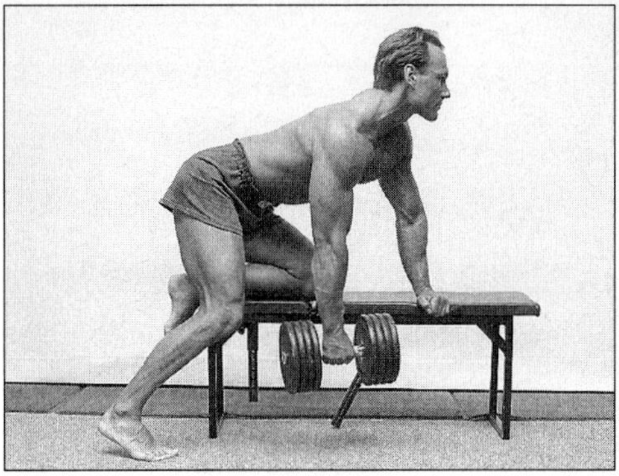

Beginner: 15–20 kg, *Fortgeschrittene:* 30–40 kg
Weit Fortgeschrittene: 45–60 kg

Übung auch mit einem auf einer Bank abgestützten Oberschenkel trainieren (siehe Foto).

Ergänzende Übungshinweise

- Schwingen Sie während der Bewegung nicht mit dem Oberkörper, und halten Sie den Rücken gerade und durchgedrückt.
- Eine besonders intensive Dehnung des Rückenmuskels erreichen Sie, wenn das Gewicht in der Ausgangsposition mit gestrecktem Arm etwas weiter vor dem Körper gehalten wird.
- Rudern einarmig eignet sich hervorragend zum gezielten Training einer Körperhälfte.

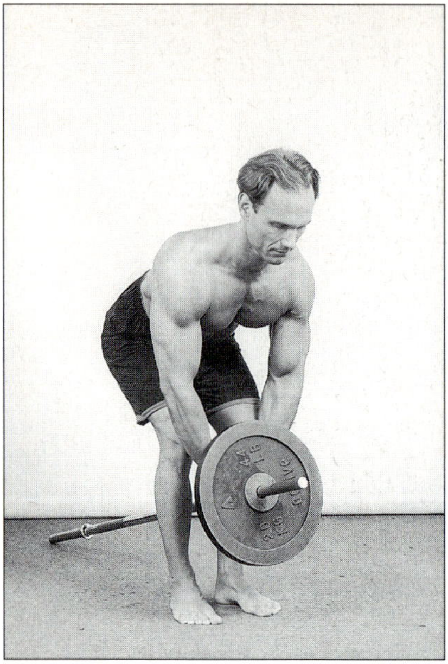

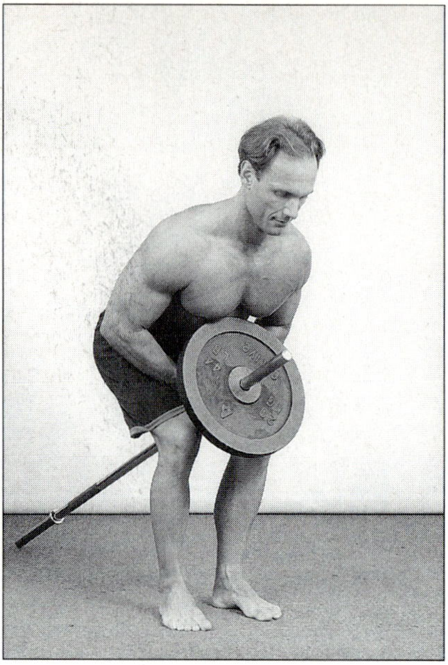

Beginner: 30–40 kg, *Fortgeschrittene:* 50–70 kg
Weit Fortgeschrittene: 70–100 kg

T-Bar Rudern

Trainierte Muskulatur
Breiter Rückenmuskel, Trapezmuskel, großer Rautenmuskel, großer Rundmuskel, Rückenstrecker

Grundübung

Übungsbeschreibung
- Fixieren Sie eine Langhantelstange mit einem Ende in einer Ecke des Raumes.
- Beladen Sie das freie, in den Raum zeigende Stangenende mit Hantelscheiben.
- Legen Sie einen Zuggriff um das vordere Ende der Langhantel (siehe Frontziehen eng, Seite 54).
- Beugen Sie sich mit enger Fußstellung nach vorne, fassen Sie den Zuggriff, und richten Sie Ihren Oberkörper in einem Winkel von ca. 75 bis 90 Grad auf.
- Ziehen Sie die Gewichtsscheiben so weit nach oben, daß sie Kontakt mit Ihrem Bauchbereich bekommen.
- Senken Sie das Gewicht wieder bis zur vollen Streckung der Arme nach unten ab, ohne daß die Scheiben den Boden berühren.
- Atmen Sie beim Hochziehen aus.

Variation

T-Bar Rudern an der Maschine

Ergänzende Übungshinweise

- Vermeiden Sie das Schwingen des Oberkörpers, halten Sie den Rücken stets durchgedrückt und die Knie leicht angewinkelt.
- Drücken Sie die Fersen kräftig in den Boden.
- Bewegen Sie während des Ruderns die Ellenbogen dicht am Körper entlang.

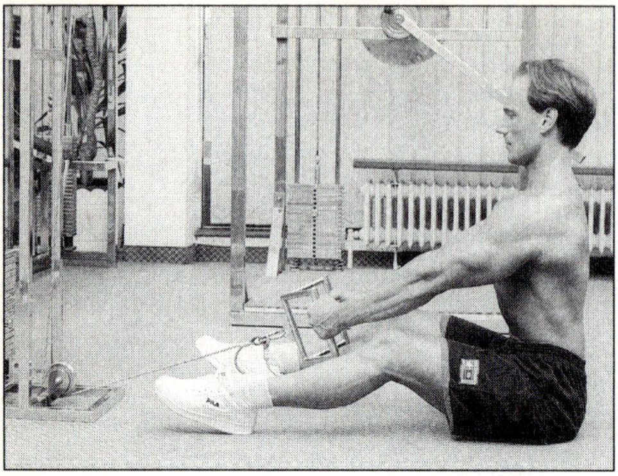
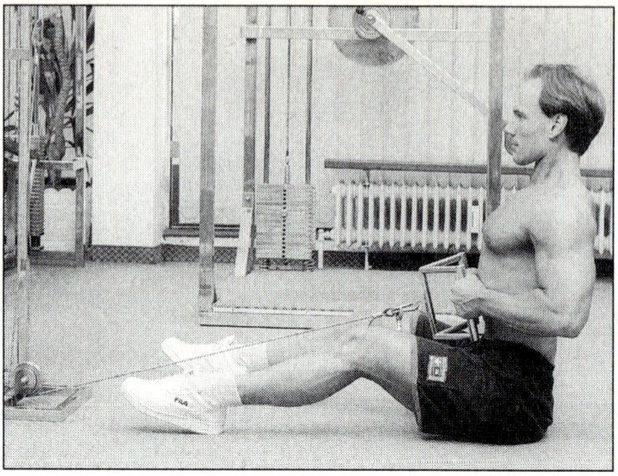

Beginner: 30–40 kg, *Fortgeschrittene:* 50–80 kg
Weit Fortgeschrittene: 80–110 kg

Rudern sitzend

Trainierte Muskulatur
Breiter Rückenmuskel, Trapezmuskel, großer Rautenmuskel, großer Rundmuskel, Rückenstrecker

Isolationsübung

Übungsbeschreibung
- Setzen Sie sich auf den Boden oder auf die für die Übungsausführung vorgesehene Trainingsbank. Beugen Sie sich nach vorne, und greifen Sie den vor Ihnen liegenden Zuggriff.
- Richten Sie Ihren Oberkörper so weit auf, daß der Rücken gerade ist.
- Ziehen Sie den Griff bis zu Ihrem unteren Bauchbereich heran.
- Bewegen Sie die Arme wieder in die volle Streckung zurück.
- Atmen Sie beim Heranziehen aus.

Variation
- Rudern sitzend an einer Maschine mit Bauchstütze

Ergänzende Übungshinweise
- Bei guter Körperkontrolle können Sie den Oberkörper während der Bewegung nach vorne beugen, um die Rückenmuskeln besonders intensiv zu strecken.
- Halten Sie den Rücken während der Zugbewegung stets gerade, drücken Sie das Brustbein nach vorne, vermeiden Sie einen Rundrücken.
- Halten Sie die Ellenbogen während der Bewegung dicht am Körper, drücken Sie in der Endposition mit angewinkelten Armen das Brustbein nach vorne und die Schulterblätter zusammen.
- Winkeln Sie die Knie während der Bewegung leicht an.

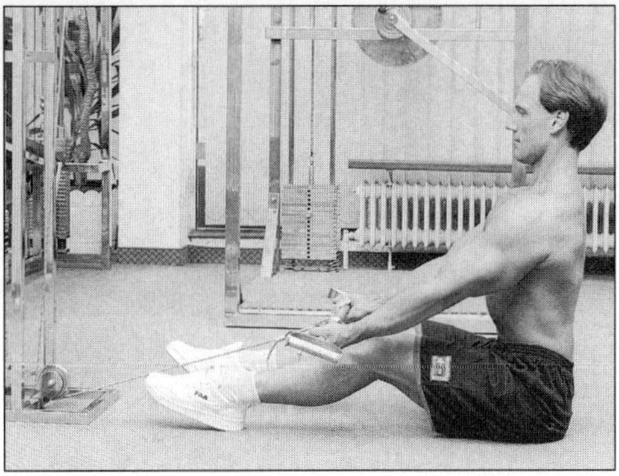 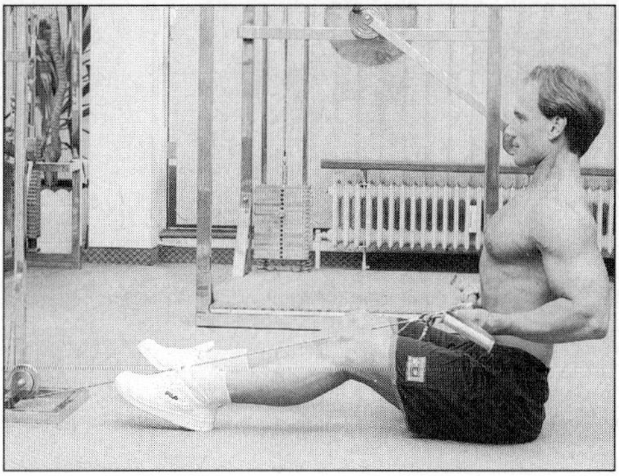

Beginner: 25–35 kg, *Fortgeschrittene:* 45–65 kg
Weit Fortgeschrittene: 70–90 kg

Rudern sitzend im Untergriff

Trainierte Muskulatur
Breiter Rückenmuskel, Trapezmuskel, großer Rautenmuskel, großer Rundmuskel, Rückenstrecker, Armbeuger

Isolationsübung

Übungsbeschreibung
- Setzen Sie sich auf den Boden oder auf die für die Übungsausführung vorgesehene Trainingsbank. Beugen Sie sich nach vorne, und greifen Sie den vor Ihnen liegenden Zuggriff.
- Richten Sie Ihren Oberkörper so weit auf, daß der Rücken gerade ist.
- Ziehen Sie den Griff aus der vollen Streckung der Arme bis zu Ihrem unteren Bauchbereich heran.
- Bewegen Sie die Arme wieder bis in die volle Streckung zurück.
- Atmen Sie beim Heranziehen aus.

Variation
- Rudern sitzend im Untergriff an einer Maschine mit Bauchstütze

Ergänzende Übungshinweise
- Bei guter Körperkontrolle können Sie den Oberkörper während der Bewegung nach vorne beugen, damit die Rückenmuskeln besonders intensiv gestreckt werden.
- Halten Sie den Rücken stets gerade, drücken Sie das Brustbein nach vorne, vermeiden Sie einen Rundrücken.
- Ziehen Sie die Ellenbogen während der Bewegung dicht am Körper entlang, und drücken Sie in der Endposition die Schulterblätter zusammen.
- Halten Sie die Knie während der Bewegung leicht gebeugt.

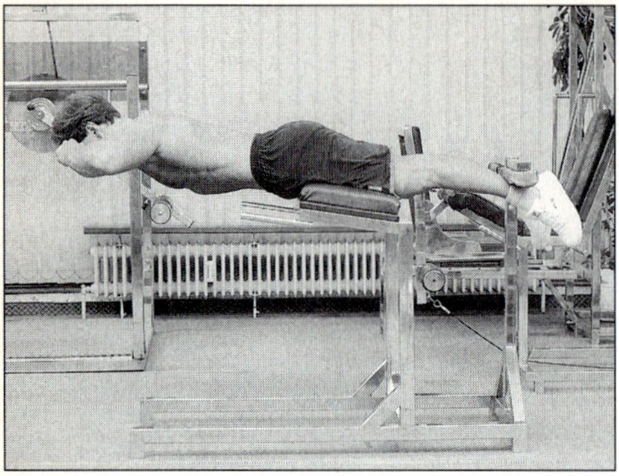

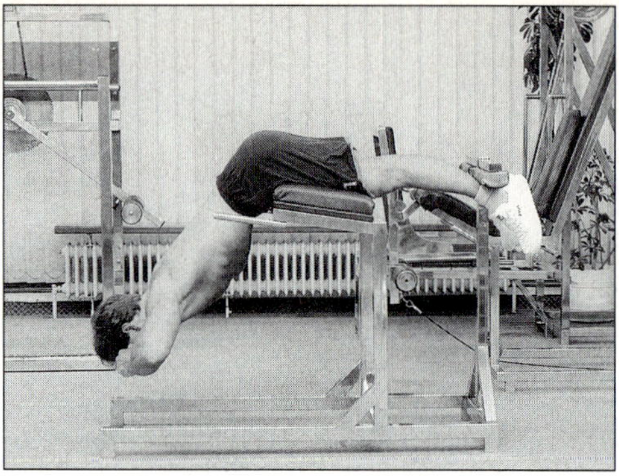

Hyperextension

Trainierte Muskulatur
Rückenstrecker, großer Gesäßmuskel, zweiköpfiger Oberschenkelmuskel

Isolationsübung

Übungsbeschreibung
- Legen Sie sich mit fixierten Fersen so auf eine Hyperextensionsbank, daß sich Ihr Oberkörper parallel zum Boden befindet.
- Senken Sie den Oberkörper nach unten ab.
- Richten Sie sich wieder in die Ausgangsposition auf.
- Atmen Sie beim Aufrichten aus.

Variation
- Hyperextension mit Gewicht (siehe Foto)

Ergänzende Übungshinweise
- Sie können die Hände während der Bewegung entweder auf dem Gesäß halten oder im Nacken verschränken.
- Heben Sie den Oberkörper, wenn überhaupt, nur leicht über die parallele Position hinaus an.
- Halten Sie den Rücken stets gerade, drücken Sie das Brustbein nach vorne, vermeiden Sie einen Rundrücken.
- Hyperextension ist eine sichere und effektive Übung zum isolierten Training des unteren Rückenbereiches.

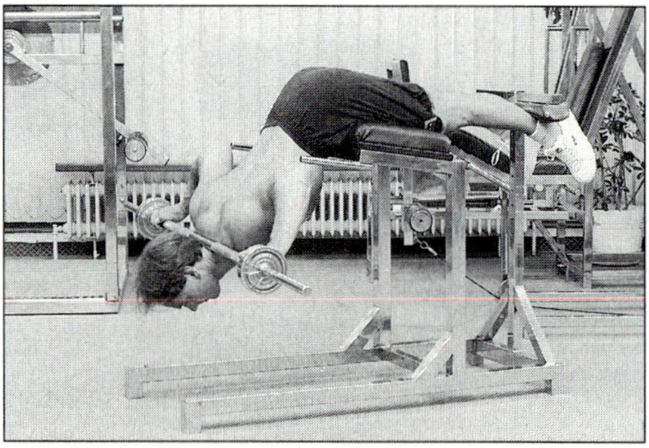

Beginner: nicht empfehlenswert
Fortgeschrittene: 20–30 kg
Weit Fortgeschrittene: 40–50 kg

Schultermuskulatur

Nackendrücken

Trainierte Muskulatur
Schultermuskel, Trapezmuskel, dreiköpfiger Armstrecker

Grundübung

Übungsbeschreibung
- Sitzen Sie auf einer Trainingsbank, und halten Sie eine Langhantel mit weiter als schulterbreitem Griff und voll gestreckten Armen über dem Kopf.
- Senken Sie das Gewicht kontrolliert so weit ab, daß es kurz Ihren Nacken berührt.
- Drücken Sie die Hantel wieder bis zur vollen Streckung der Arme nach oben.
- Atmen Sie beim Hochdrücken aus.

Variationen
- Nackendrücken im Stehen
- Nackendrücken im Sitzen mit Rückenlehne
- Nackendrücken an der Maschine

Ergänzender Übungshinweis
- Halten Sie den Rücken während der Bewegung gerade, machen Sie keinen Rundrücken.

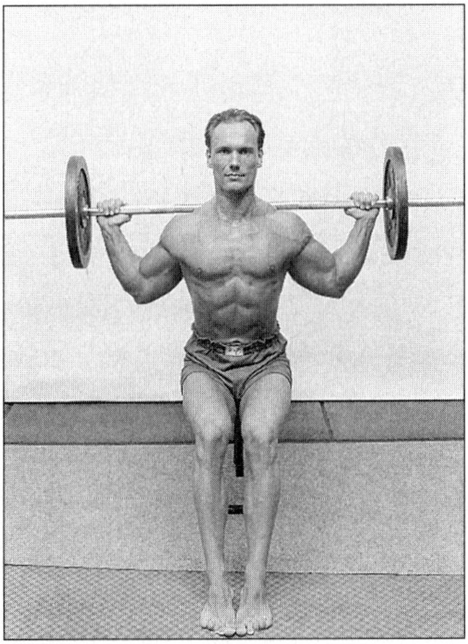

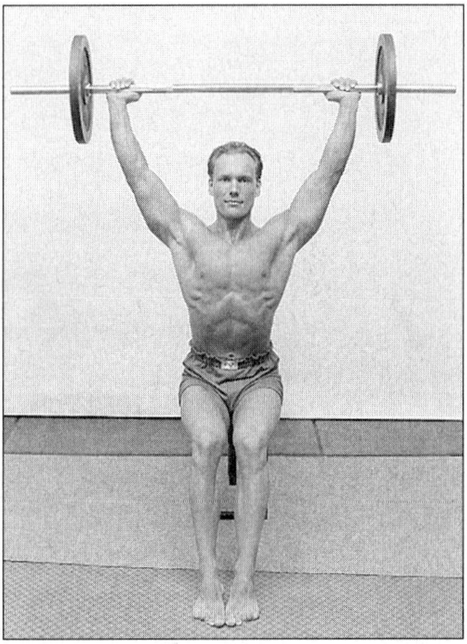

Beginner: 20–30 kg, *Fortgeschrittene:* 40–60 kg
Weit Fortgeschrittene: 70–100 kg

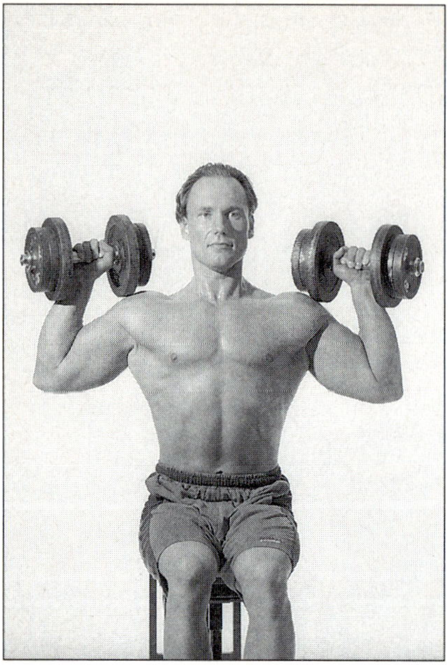

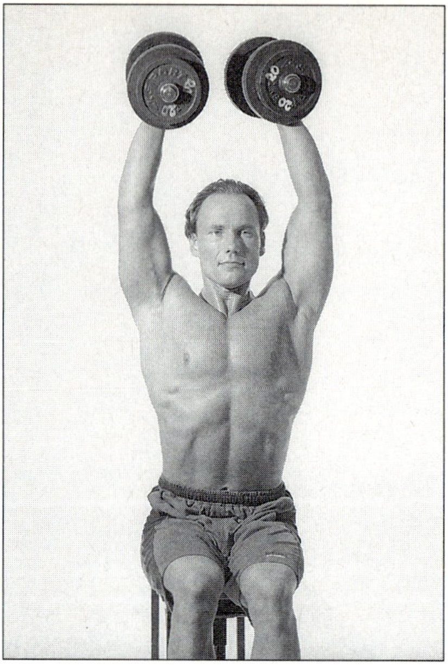

Beginner: 10–15 kg, *Fortgeschrittene:* 20–30 kg
Weit Fortgeschrittene: 30–45 kg

Kurzhantel-Frontdrücken

Trainierte Muskulatur

Schultermuskel, Trapezmuskel, dreiköpfiger Armstrecker

Grundübung

Übungsbeschreibung

- Sitzen Sie auf einer Trainingsbank, und halten Sie in jeder Hand eine Kurzhantel auf Schulterhöhe.
- Drücken Sie die Gewichte bis zur vollen Streckung der Arme nach oben.
- Senken Sie die Hanteln wieder so weit ab, daß die Ihrem Körper zugewandte Seite der Gewichte kurz die Schultermuskulatur berührt.
- Atmen Sie beim Hochdrücken aus.

Variationen

- Kurzhantel-Frontdrücken mit nach innen gedrehten Handflächen
- Kurzhantel-Frontdrücken mit Rückenlehne

Ergänzende Übungshinweise

- Bei Verwendung von schweren Kurzhanteln ist es empfehlenswert, sich diese von einem Trainingspartner anreichen zu lassen.
- Vermeiden Sie die Bildung eines Rundrückens, drücken Sie das Brustbein während der Bewegung nach vorne.

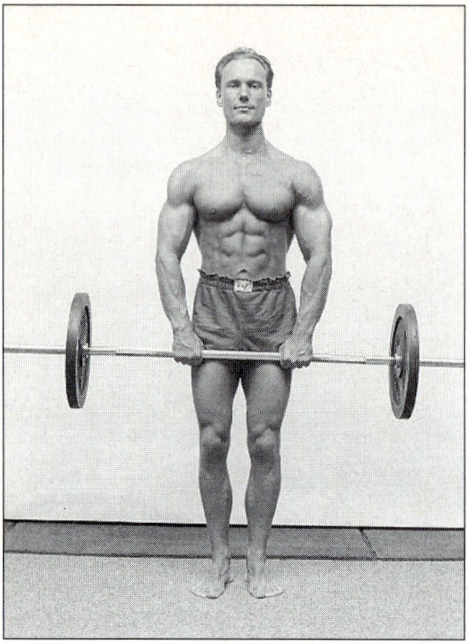 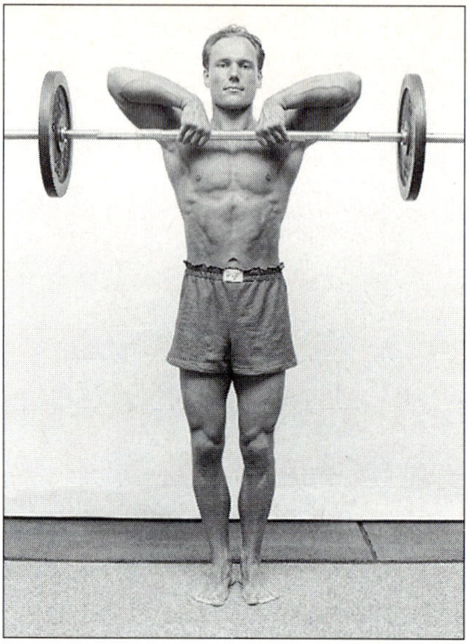

Beginner: 20–30 kg, *Fortgeschrittene:* 40–60 kg
Weit Fortgeschrittene: 60–70 kg

Rudern stehend

Trainierte Muskulatur
Schultermuskel, Trapezmuskel

Grundübung

Übungsbeschreibung

- Stehen Sie aufrecht, die Füße eng zusammen und die Knie leicht angewinkelt. Halten Sie eine Langhantel mit engem Handabstand und voll gestreckten Armen dicht vor dem Körper.
- Ziehen Sie das Gewicht dicht am Körper bis zum Kinn nach oben.
- Senken Sie die Hantel wieder bis zur vollen Streckung der Arme nach unten ab.
- Atmen Sie beim Hochziehen aus.

Variation

- Rudern stehend am Kabelzug (siehe Seite 73)

Ergänzender Übungshinweis

- Ziehen Sie die Ellenbogen in der Endposition mit erhobenen Armen möglichst weit nach hinten und nach oben.

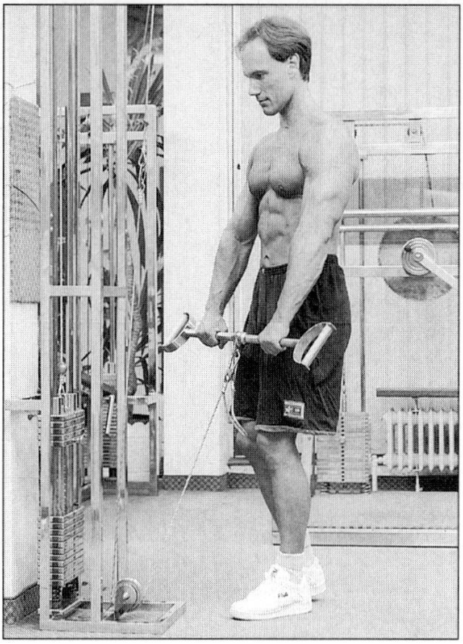

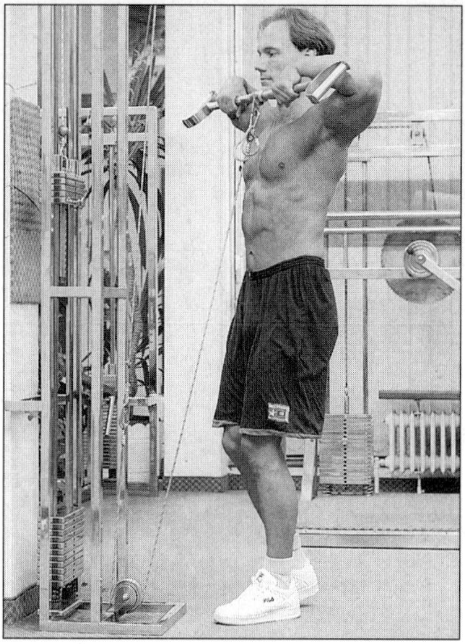

Beginner: nicht empfehlenswert, *Fortgeschrittene:* 35–45 kg
Weit Fortgeschrittene: 45–60 kg

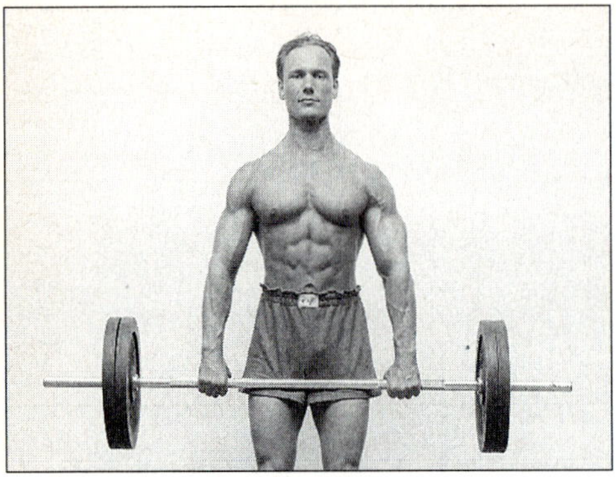 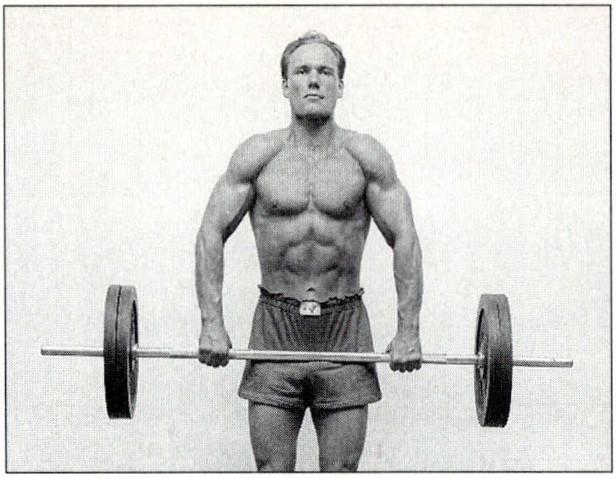

Beginner: 40–50 kg, *Fortgeschrittene:* 70–100 kg
Weit Fortgeschrittene: 100–140 kg

Schulterheben

Trainierte Muskulatur
Trapezmuskel, Schultermuskel

Isolationsübung

Übungsbeschreibung

- Stehen Sie aufrecht mit engem Fußabstand, und halten Sie eine Langhantel mit ca. schulterbreitem Griff vor Ihrem Körper.
- Heben Sie die Schultern mit gestreckten Armen so weit wie möglich nach oben in Richtung Ohrläppchen.
- Senken Sie das Gewicht wieder bis zur Ausgangsposition herab.
- Atmen Sie beim Hochziehen aus.

Variation

- Schulterheben mit Kurzhanteln (siehe Seite 75)

Ergänzender Übungshinweis

- Winkeln Sie die Ellenbogen während der Bewegung nur leicht an. Betrachten Sie, ähnlich wie beim Rudern vorgebeugt (Seite 60 ff), Ihre Arme als Hebel, die dem Bewegungsablauf dienen.

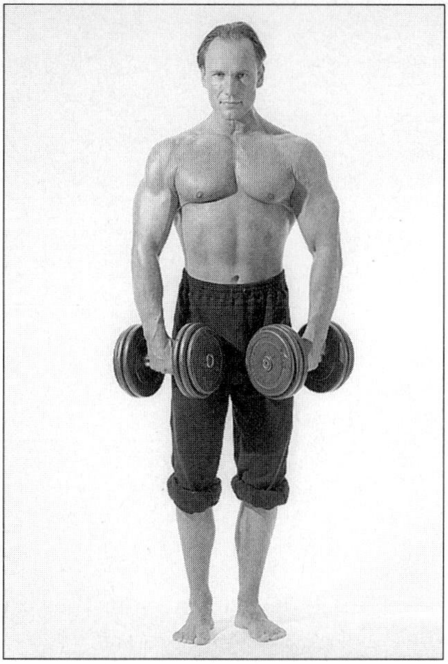 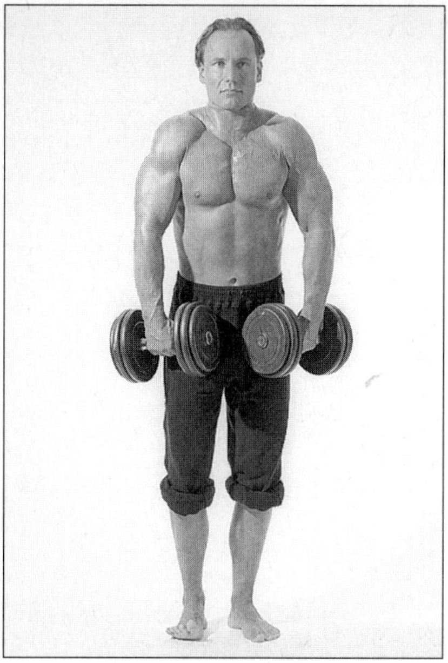

Beginner: 20–25 kg, *Fortgeschrittene:* 35–45 kg
Weit Fortgeschrittene: 50–70 kg

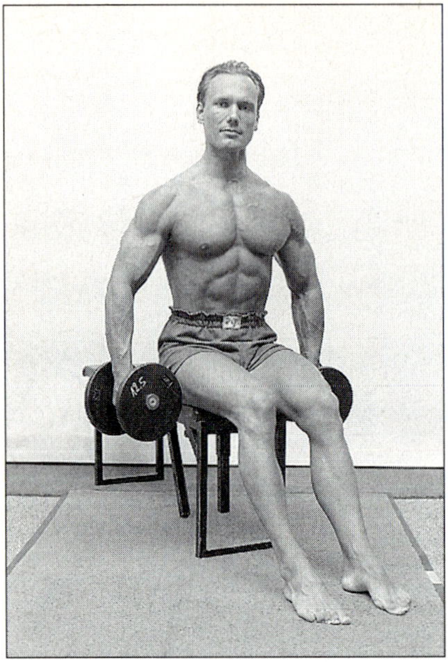

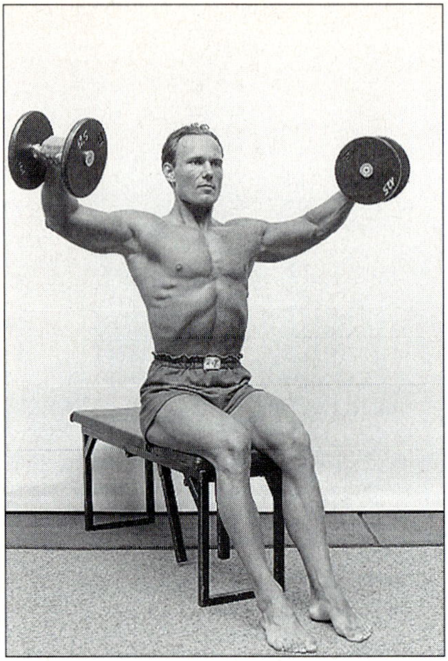

Beginner: 5–10 kg, *Fortgeschrittene:* 12,5–17,5 kg
Weit Fortgeschrittene: 20–25 kg

Seitheben sitzend

Trainierte Muskulatur
Seitlicher Teil des Schultermuskels

Isolationsübung

Übungsbeschreibung
- Sitzen Sie am Ende einer Trainingsbank, und halten Sie mit leicht angewinkelten Armen in jeder Hand eine Kurzhantel.
- Heben Sie die Hanteln seitlich, bis ca. auf Schulterhöhe, nach oben.
- Senken Sie die Gewichte wieder in die Ausgangsposition ab.
- Atmen Sie beim Anheben aus.

Variationen
- Seitheben im Stehen (siehe Seite 77)
- Seitheben am Kabelzug (siehe Seite 78)

Ergänzende Übungshinweise
- Wenn Sie die Hände während der Aufwärtsbewegung so drehen, als würden Sie eine Tasse Wasser ausgießen, werden die

hinteren Schultermuskeln stärker belastet.

- Ein Anheben der Hanteln über Schulterhöhe trainiert verstärkt den Nackenbereich.
- Halten Sie die Ellenbogen während der Bewegung stets leicht angewinkelt.

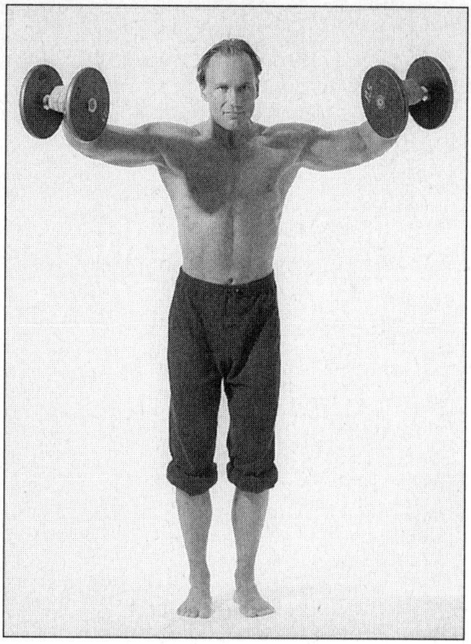

Beginner: 5–10 kg
Fortgeschrittene: 15–20 kg
Weit Fortgeschrittene: 20–25 kg

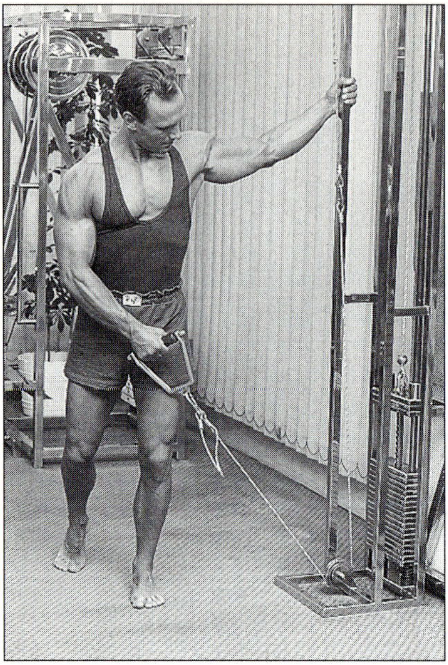

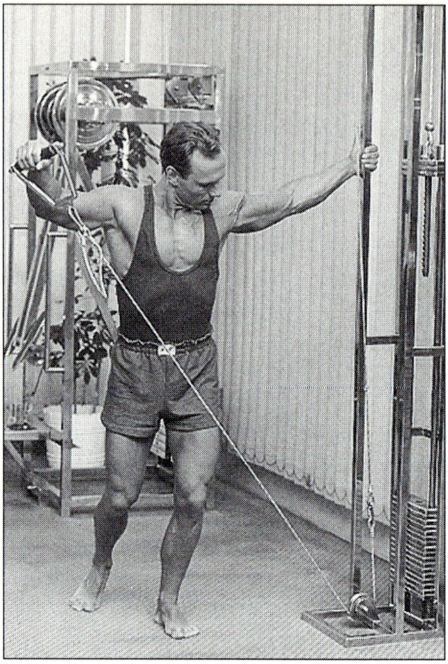

Beginner: nicht empfehlenswert, *Fortgeschrittene:* 15–20 kg
Weit Fortgeschrittene: 20–25 kg

Seitheben am Kabelzug, einarmig

Trainierte Muskulatur
Seitlicher Teil der Schultermuskulatur

Isolationsübung

Übungsbeschreibung

- Stellen Sie sich mit leicht angewinkelten Knien seitlich vor den Zugturm.
- Halten Sie in der einen Hand den Zuggriff, mit der anderen Hand greifen Sie den Zugturm.
- Ziehen Sie den Griff, ohne mit dem Oberkörper zu schwingen, so weit nach oben, bis sich die Hand auf Schulterhöhe befindet.
- Beugen Sie während der Bewegung den Oberkörper leicht nach vorne.
- Senken Sie den Arm nach unten herab, bis sich Ihre Hand wieder vor dem Oberschenkel befindet. Die Gewichtsscheiben sollen keinen Kontakt mit dem Gewichtsschlitten bekommen.

Variationen

- Seitheben sitzend (siehe Seite 76)
- Seitheben stehend (siehe Seite 77)

Ergänzende Übungshinweise

- Wenn Sie die Hände während der Aufwärtsbewegung so drehen, als würden Sie eine Tasse Wasser ausgießen, werden die hinteren Schultermuskeln stärker belastet.
- Wird die Hand weiter als auf Schulterhöhe nach oben gebracht, wird der Nackenbereich stärker trainiert.
- Halten Sie die Ellenbogen während der Bewegung stets leicht angewinkelt.

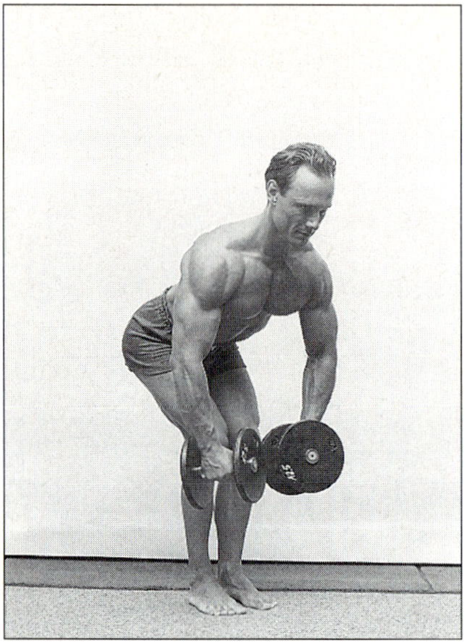

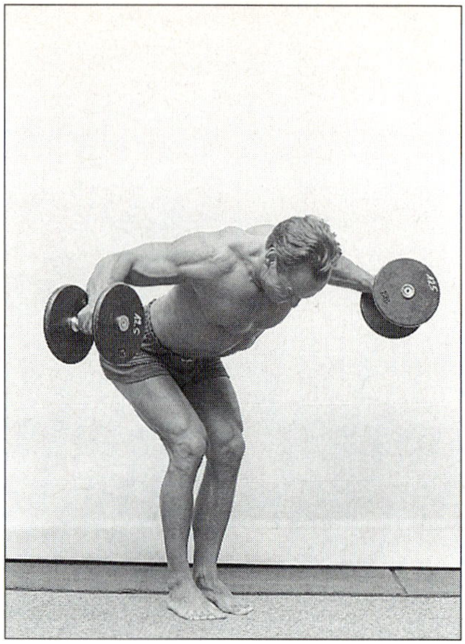

Beginner: 5–10 kg, *Fortgeschrittene:* 15–20 kg
Weit Fortgeschrittene: 20–25 kg

Seitheben vorgebeugt

Trainierte Muskulatur
Hinterer Teil der Schultermuskulatur, Trapezmuskel, Rückenstrecker

Isolationsübung

Übungsbeschreibung
- Halten Sie bei engem Fußabstand mit ca. 75 bis 90 Grad nach vorne gebeugtem Oberkörper und leicht angewinkelten Ellenbogen in jeder Hand eine Kurzhantel.
- Winkeln Sie die Knie leicht an, und heben Sie die Gewichte seitlich so weit wie möglich nach oben.
- Senken Sie die Hanteln wieder in die Ausgangsposition ab.
- Atmen Sie beim Anheben aus.

Variationen
- Seitheben vorgebeugt am Kabelzug
- Seitheben vorgebeugt auf dem Ende einer Trainingsbank sitzend

Ergänzende Übungshinweise
- Vermeiden Sie die Bildung eines Rundrückens, drücken Sie den Rücken stets durch.
- Eine Übungsausführung mit stark angewinkelten Ellenbogen ermöglicht die Verwendung von mehr Gewicht.

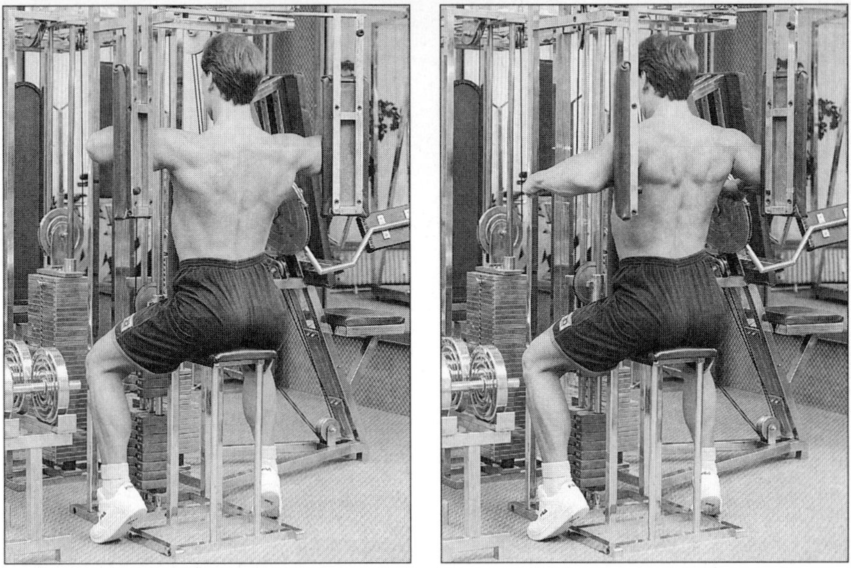

Beginner: 40–50 kg, *Fortgeschrittene:* 50–65 kg
Weit Fortgeschrittene: 65–90 kg

Butterfly reverse

Trainierte Muskulatur
Hintere Schultermuskulatur, Trapezmuskel

Isolationsübung

Übungsbeschreibung
- Sitzen Sie so auf dem Butterfly-Gerät, daß die Vorderseite Ihres Oberkörpers der Rückenlehne zugewandt ist. Der Bauchbereich ist dabei in Kontakt mit der Lehne, der Brustkorb jedoch nicht.
- Die Ellenbogen befinden sich ca. auf Schulterhöhe.
- Ziehen Sie die Armpolster so weit wie möglich nach hinten.
- Bringen Sie die Arme wieder in die Ausgangsposition zurück, ohne daß die Gewichtsscheiben Kontakt mit dem Gewichtsschlitten bekommen.
- Atmen Sie beim Nach-hinten-Ziehen der Arme aus.

Variation
- Butterfly reverse mit fast gestreckten Armen an der Maschine

Ergänzender Übungshinweis
- Ziehen Sie die Ellenbogen möglichst weit nach hinten.

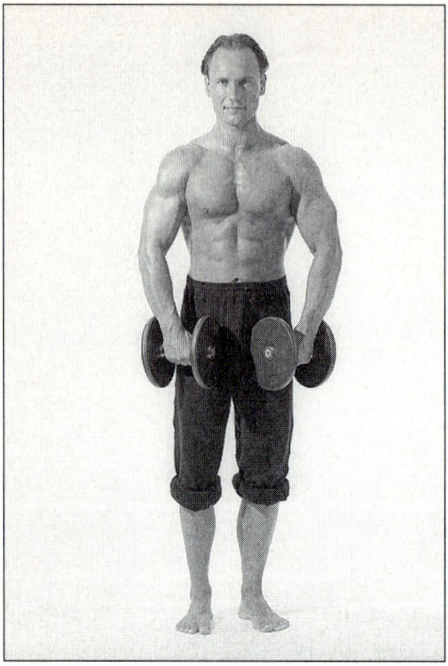 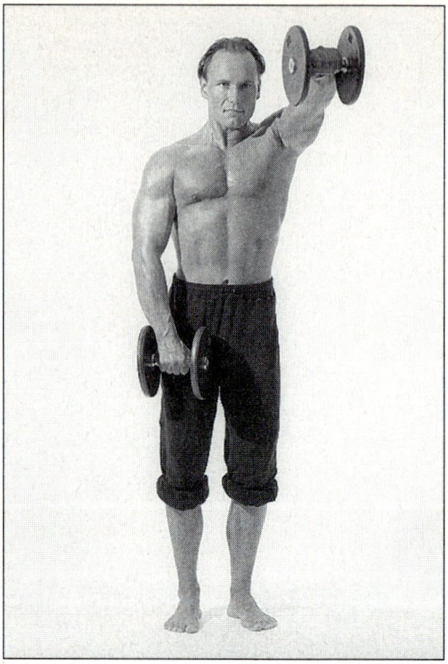

Beginner: 5–10 kg, *Fortgeschrittene:* 10–15 kg
Weit Fortgeschrittene: 15–20 kg

Frontheben

Trainierte Muskulatur
Vorderer Teil der Schultermuskulatur

Isolationsübung

Übungsbeschreibung

- Stehen Sie aufrecht mit engem Fußabstand und leicht gebeugten Knien, und halten Sie in jeder Hand eine Kurzhantel mit nach vorne zeigender Handoberseite vor Ihren Oberschenkeln.
- Heben Sie einen Arm bis ca. auf Schulterhöhe nach oben.
- Senken Sie den Arm wieder in die Ausgangsposition ab, und wiederholen Sie die Bewegung mit dem anderen Arm.
- Atmen Sie beim Anheben aus.

Variationen

- Frontheben mit beiden Armen gleichzeitig
- Frontheben mit der Langhantel (siehe Seite 83)
- Frontheben am Kabelzug

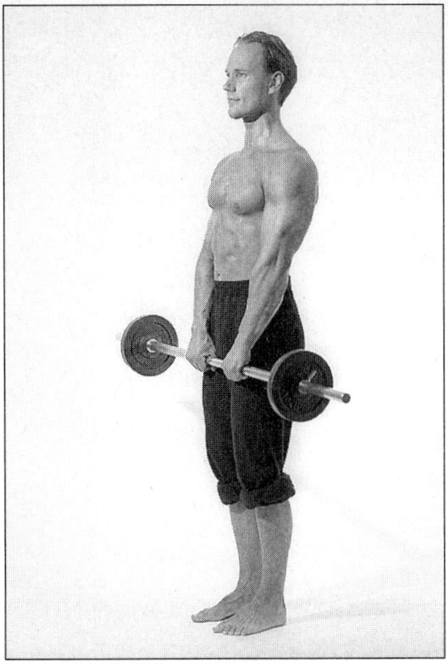

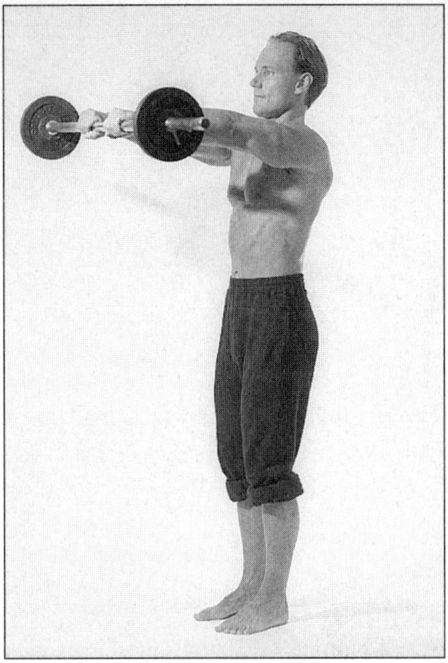

Beginner: 10–15 kg, *Fortgeschrittene:* 20–25 kg
Weit Fortgeschrittene: 30–35 kg

Ergänzende Übungshinweise

- Winkeln Sie die Ellenbogen während der Bewegung leicht an.
- Schwingen Sie nicht mit dem Oberkörper, und lehnen Sie sich nicht nach hinten.
- Werden die Gewichte über Schulterhöhe hinaus gehoben, wird die Nackenmuskulatur stärker belastet.

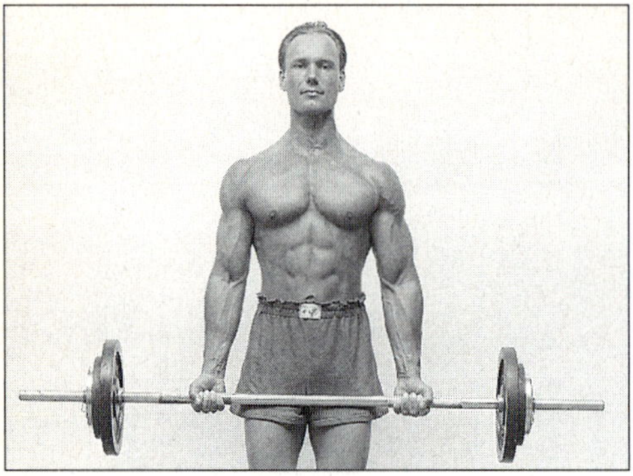 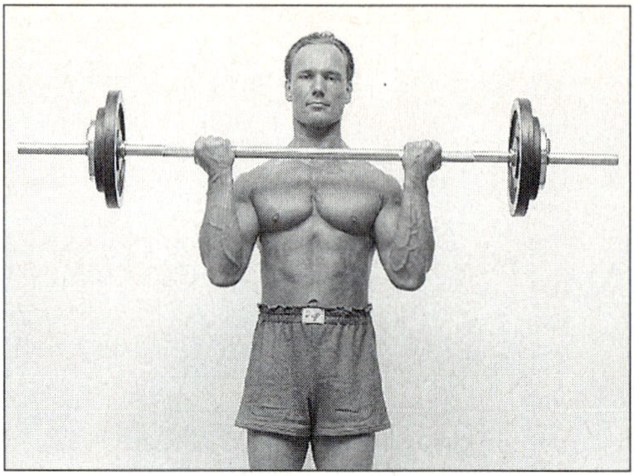

Beginner: 15–25 kg, *Fortgeschrittene:* 40–50 kg
Weit Fortgeschrittene: 50–70 kg

Bizepsmuskulatur

Langhantelcurl

Trainierte Muskulatur
Zweiköpfiger Armbeuger

Grundübung

Übungsbeschreibung
- Stehen Sie aufrecht mit engem Fußabstand und leicht gebeugten Knien. Halten Sie mit ca. schulterbreitem Griff und voll gestreckten Armen eine Langhantel vor Ihren Oberschenkeln.
- Beugen Sie die Arme so weit nach oben, daß die Hantelstange sich auf Höhe Ihres Halses befindet.
- Senken Sie das Gewicht wieder in die Ausgangsposition mit gestreckten Armen ab.
- Atmen Sie beim Anbeugen aus.

Variationen
- Langhantelcurl mit engem Griff
- Langhantelcurl mit weitem Griff

Ergänzende Übungshinweise
- Spannen Sie die Bizepsmuskeln in der Position mit gebeugten Armen stark an.
- Halten Sie die Ellenbogen während der Bewegung dicht am Körper.
- Schwingen Sie nicht mit dem Oberkörper, und lehnen Sie sich nicht nach hinten.
- Die Handgelenke sollen gerade gehalten werden.
- Ein enger als schulterbreiter Griff belastet verstärkt den inneren Bereich des Bizeps, ein weiter Griff trainiert besonders gut den äußeren Teil der Bizepsmuskulatur.

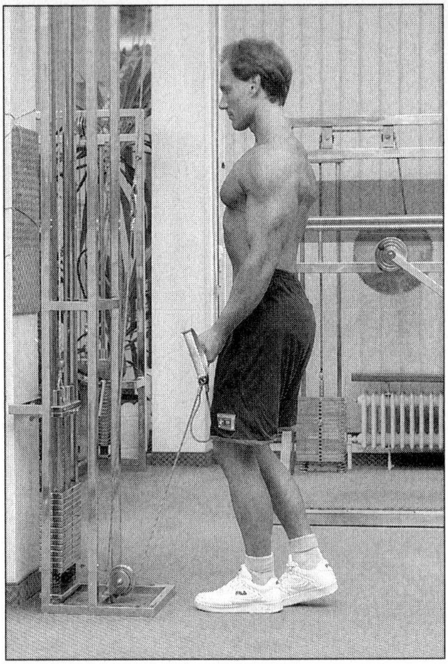 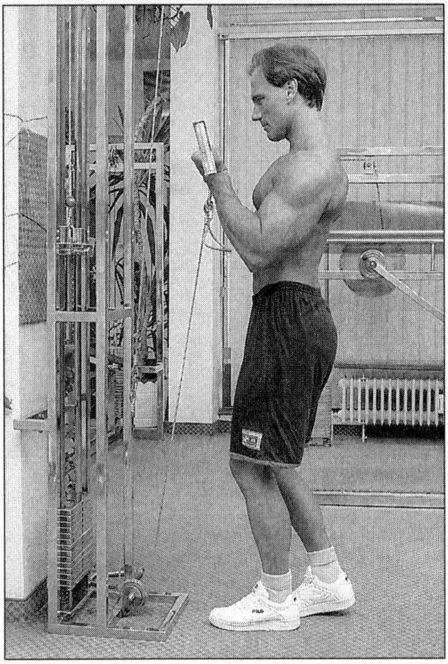

Beginner: 20–25 kg, *Fortgeschrittene:* 30–40 kg
Weit Fortgeschrittene: 40–55 kg

Cable-Curl stehend

Trainierte Muskulatur
Zweiköpfiger Armbeuger

Isolationsübung

Übungsbeschreibung

- Stehen Sie aufrecht mit engem Fußabstand und leicht gebeugten Knien vor dem Kabelzug. Halten Sie den Zuggriff mit etwa schulterweitem Handabstand und voll gestreckten Armen vor Ihren Oberschenkeln.
- Beugen Sie die Arme so weit nach oben, daß sich der Zuggriff auf Höhe Ihres Halses befindet.
- Senken Sie die Gewichte wieder bis zur vollen Streckung der Arme nach unten, ohne daß die Gewichtsscheiben Kontakt mit dem Gewichtsschlitten bekommen.
- Atmen Sie beim Anbeugen aus.

Variation

- Cable-Curl stehend mit Seil

Ergänzende Übungshinweise

- Spannen Sie die Bizepsmuskulatur

in der Position mit gebeugten Armen stark an.

- Halten Sie die Ellenbogen während der Bewegung dicht am Körper.
- Schwingen Sie nicht im Oberkörper, und lehnen Sie sich nicht nach hinten.
- Die Handgelenke sollen gerade gehalten werden.
- Ein enger als schulterweiter Griff belastet verstärkt den inneren Bereich des Bizeps, ein weiter Griff trainiert besonders den äußeren Teil der Bizepsmuskulatur.

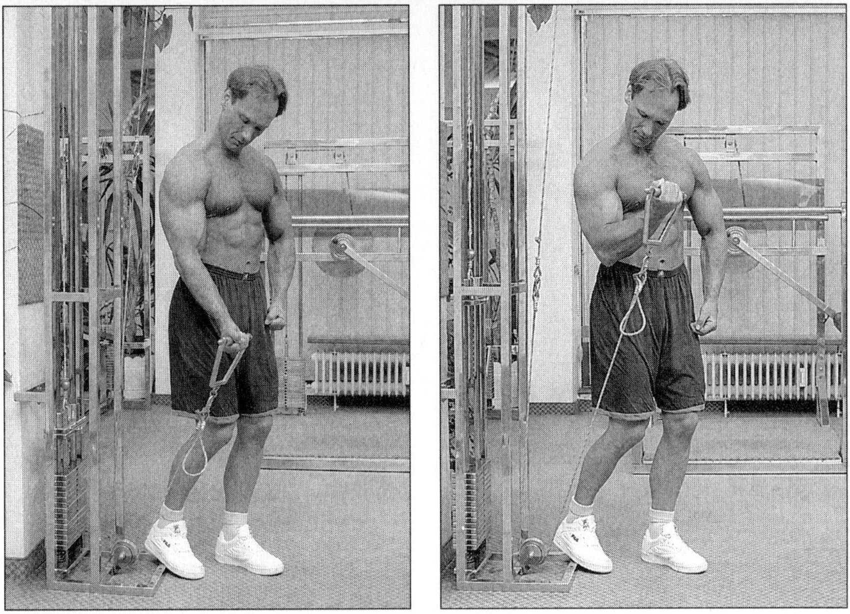

Beginner: nicht empfehlenswert, *Fortgeschrittene:* 15–20 kg
Weit Fortgeschrittene: 20–30 kg

Cable-Curl stehend, einarmig

Trainierte Muskulatur
Zweiköpfiger Armbeuger

Isolationsübung

Übungsbeschreibung
- Stellen Sie sich vor den Zugturm, und halten Sie in der einen Hand mit gestrecktem Arm, engem Fußabstand und leicht gebeugten Knien den Zuggriff vor Ihren Oberschenkeln.
- Beugen Sie den Arm so weit nach oben an, bis sich die Hand ca. auf Schulterhöhe befindet.
- Senken Sie den Arm wieder bis zur vollen Streckung nach unten. Die Gewichtsscheiben sollen keinen Kontakt mit dem Gewichtsschlitten bekommen.
- Atmen Sie beim Anbeugen aus.

Variation
- Cable-Curl stehend mit Seil

Ergänzende Übungshinweise
- Spannen Sie die Bizepsmuskulatur in der Position mit gebeugten Armen stark an.

- Halten Sie die Ellenbogen während der Bewegung dicht am Körper.
- Schwingen Sie nicht mit dem Oberkörper, und lehnen Sie sich nicht nach hinten.
- Halten Sie die Handgelenke immer gerade.

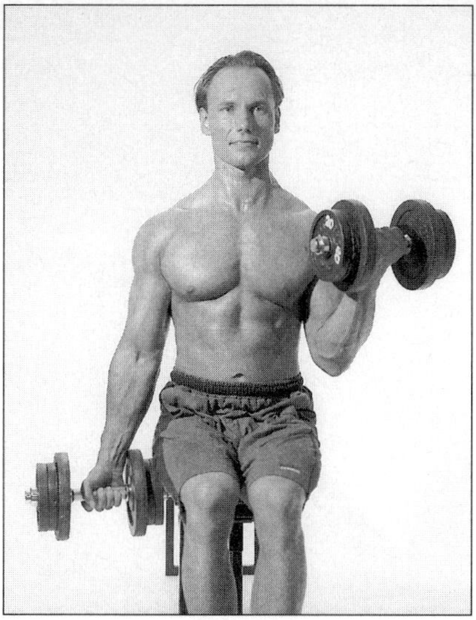 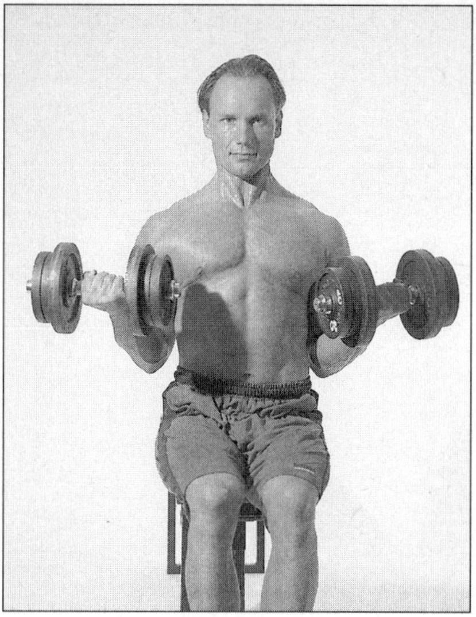

Beginner: 8–12 kg, *Fortgeschrittene:* 15–20 kg
Weit Fortgeschrittene: 20–30 kg

Kurzhantelcurl sitzend

Trainierte Muskulatur
Zweiköpfiger Armbeuger

Grundübung

Übungsbeschreibung
- Sitzen Sie auf dem Ende einer Trainingsbank, und halten Sie mit gestreckten Armen und leicht nach außen zeigenden Handflächen in jeder Hand eine Kurzhantel.
- Beugen Sie einen Arm bis ca. auf Schulterhöhe an.
- Senken Sie das Gewicht wieder in die Ausgangsposition mit voll gestreckten Armen ab.
- Wiederholen Sie die Bewegung mit dem anderen Arm.
- Atmen Sie beim Anbeugen aus.

Variationen
- Kurzhantelcurl sitzend mit beiden Armen gleichzeitig
- Kurzhantelcurl sitzend mit steil gestellter Rückenlehne
- Kurzhantelcurl stehend

Ergänzende Übungshinweise
- Halten Sie die Ellenbogen während der Bewegung dicht am Körper.
- Schwingen Sie nicht im Oberkörper, und lehnen Sie sich nicht nach hinten.

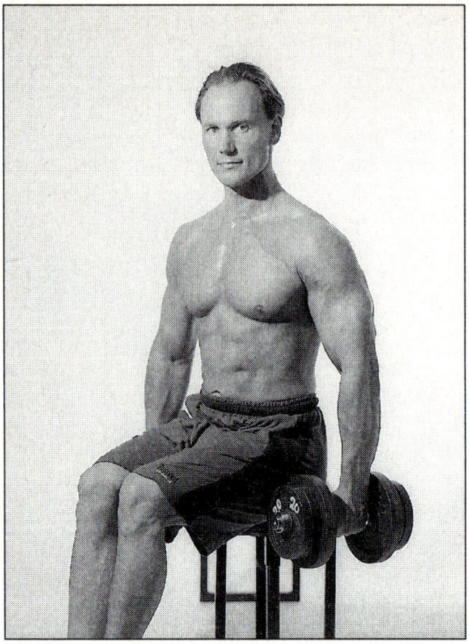
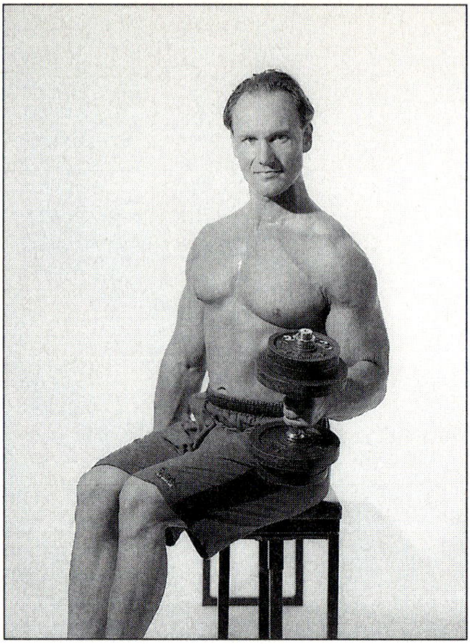

Beginner: 10–15 kg, *Fortgeschrittene:* 20–25 kg
Weit Fortgeschrittene: 25–35 kg

Hammer-Curl, sitzend

Trainierte Muskulatur
Zweiköpfiger Armbeuger, Unterarmmuskel

Grundübung

Übungsbeschreibung
- Sitzen Sie auf dem Ende einer Trainingsbank, und halten Sie mit gestreckten Armen und parallel zueinander gehaltenen Handflächen eine Kurzhantel in jeder Hand.
- Beugen Sie einen Arm bis ca. auf Schulterhöhe an, halten Sie die Hantel dabei so, als würden Sie einen Hammer halten.
- Senken Sie das Gewicht wieder in die Ausgangsposition mit gestrecktem Arm herab.
- Wiederholen Sie die Bewegung mit dem anderen Arm.
- Atmen Sie beim Anbeugen aus.

Variationen
- Hammer-Curl sitzend mit beiden Armen gleichzeitig
- Hammer-Curl sitzend mit Rückenlehne
- Hammer-Curl stehend

Ergänzende Übungshinweise

- Halten Sie die Ellenbogen während der Bewegung dicht am Körper.
- Schwingen Sie nicht im Oberkörper, und lehnen Sie sich nicht nach hinten.

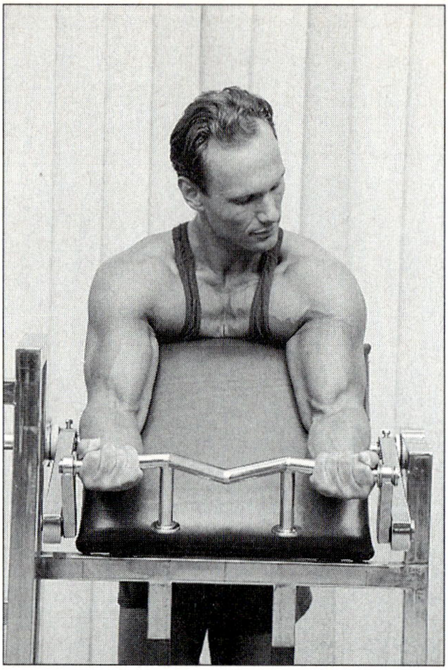 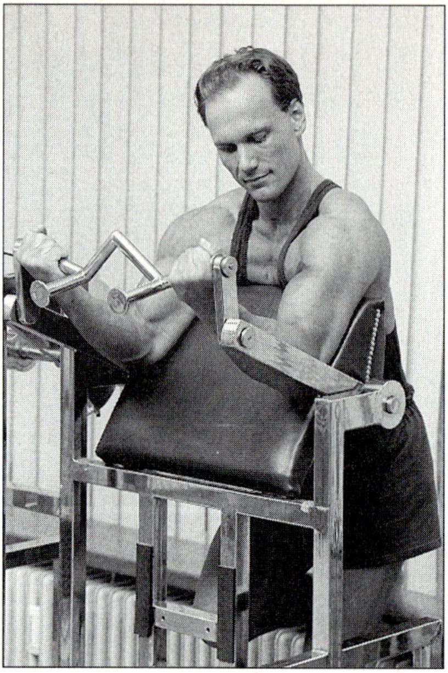

Beginner: 25–30 kg, *Fortgeschrittene:* 35–50 kg
Weit Fortgeschrittene: 50–70 kg

Scott-Curl an der Maschine

Trainierte Muskulatur
Zweiköpfiger Armbeuger

Grundübung

Übungsbeschreibung
- Stellen Sie sich so hinter die Trainingsbank, daß das obere Ende des Armbeuge-Polsters sich am unteren Bereich Ihres Brustkorbs befindet.
- Fassen Sie die Stange mit ca. schulterbreitem Griff, und strecken Sie die Arme voll durch.
- Beugen Sie die Arme nach oben an.
- Senken Sie das Gewicht wieder nach unten ab, ohne daß die Scheiben Kontakt mit dem Gewichtsschlitten bekommen.
- Atmen Sie beim Anbeugen aus.

Variationen
- Scott-Curl mit der Langhantel
- Einarmiger Scott-Curl mit der Kurzhantel

Ergänzende Übungshinweise

- Halten Sie während der Bewegung die Ellenbogen, die Handgelenke und die Schultern stets in einer Linie.
- Spannen Sie die Bizepsmuskulatur in der Position mit gebeugten Armen stark an.
- Die Ellenbogen sollen während des gesamten Übungsablaufs Kontakt mit dem Polster behalten.
- Halten Sie die Handgelenke gerade.
- Ein enger Griff trainiert besonders den äußeren Teil der Bizepsmuskulatur, ein weiter Griff belastet besonders den inneren Bereich.

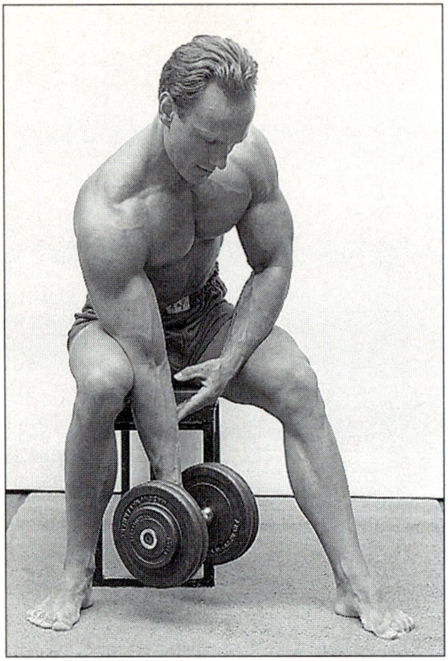 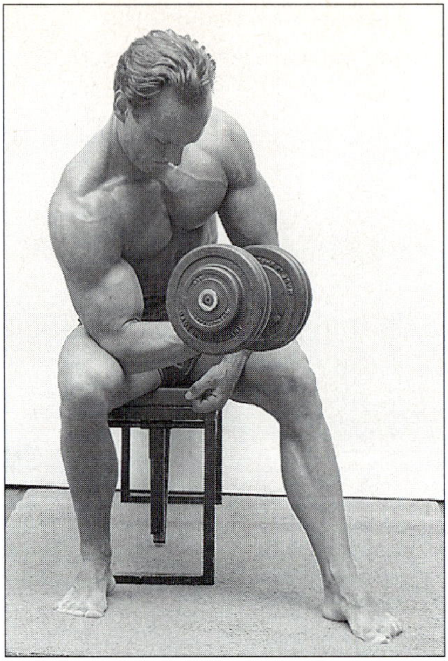

Beginner: 8–12 kg, *Fortgeschrittene:* 15–20 kg
Weit Fortgeschrittene: 20–30 kg

Konzentrationscurl

Trainierte Muskulatur
Zweiköpfiger Armbeuger

Isolationsübung

Übungsbeschreibung
- Sitzen Sie mit vorgebeugtem Oberkörper auf dem Ende einer Trainingsbank, und halten Sie in einer Hand eine Kurzhantel. Der Ellenbogen liegt an der Innenseite des Oberschenkels an, die freie Hand ist auf dem Bein abgestützt.
- Beugen Sie das Gewicht bis ca. auf Brusthöhe nach oben an.
- Senken Sie die Hantel wieder bis zur vollen Streckung des Armes ab.
- Nach Beendigung des Satzes wiederholen Sie die Bewegung mit dem anderen Arm.
- Atmen Sie beim Anbeugen aus.

Variationen
- Konzentrationscurl, ohne daß der Ellenbogen auf dem Oberschenkel aufliegt, sondern frei hängt
- Konzentrationscurl im Stehen

Ergänzende Übungshinweise

- Vermeiden Sie das Schwingen des Oberkörpers während der Bewegung.
- Spannen Sie die Bizepsmuskulatur in der Position mit gebeugtem Arm stark an.

Trizepsmuskulatur

Engbankdrücken

Trainierte Muskulatur

Dreiköpfiger Armstrecker, großer Brustmuskel, Schultermuskel

Grundübung

Übungsbeschreibung

- Fassen Sie eine Langhantel mit engerem als schulterbreitem Griff, und drücken Sie die Arme durch.
- Senken Sie die Hantel so weit ab, daß sie Kontakt mit Ihrem unteren Brustansatz bekommt.
- Drücken Sie das Gewicht wieder bis zur vollen Streckung der Arme nach oben.
- Atmen Sie beim Hochdrücken aus.

Variation

- Engbankdrücken an der Maschine

Ergänzende Übungshinweise

- Halten Sie die Ellenbogen während der Bewegung seitlich dicht am Körper.
- Wenn Sie zu einer starken Hohlkreuzbildung neigen, heben Sie die Beine an, kreuzen die Füße, und ziehen Sie die Beine in Richtung Brustkorb an.

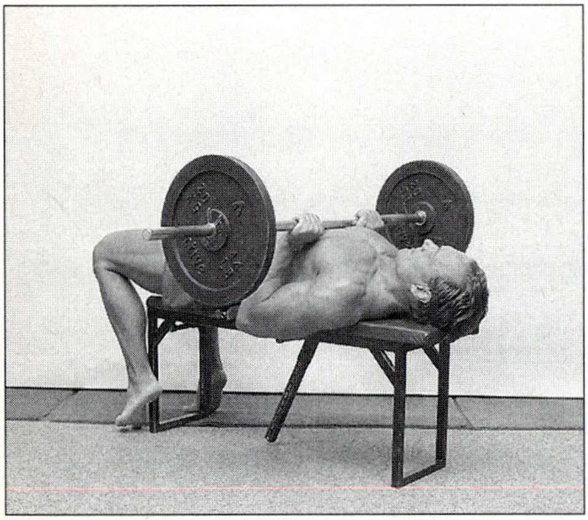

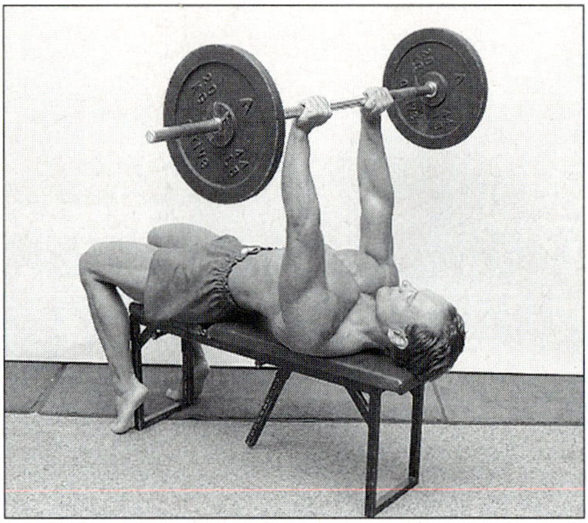

Beginner: 20–30 kg, *Fortgeschrittene:* 50–80 kg
Weit Fortgeschrittene: 80–110 kg

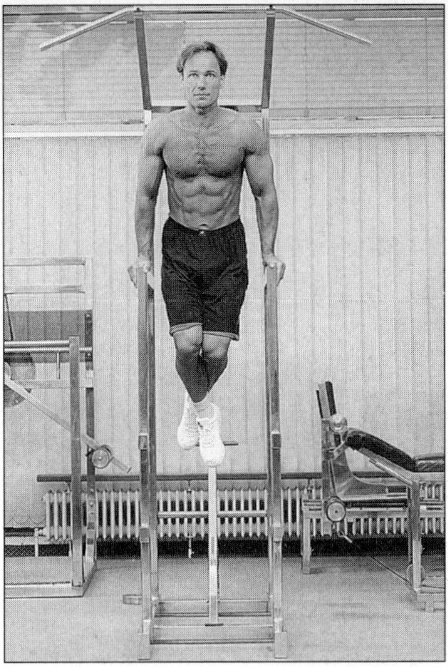
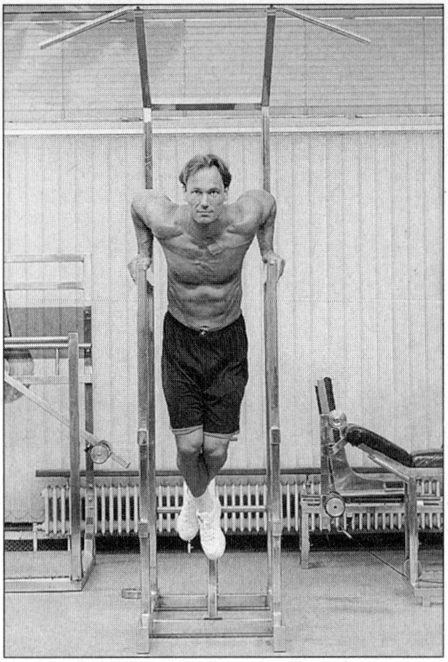

Beginner: ohne Zusatzgewicht 2–5 Wiederholungen
Fortgeschrittene: 10–15 Wiederholungen mit 5–15 kg Zusatzgewicht
Weit Fortgeschrittene: 10–15 Wiederholungen mit 15–25 kg Zusatzgewicht

Dips

Trainierte Muskulatur
Dreiköpfiger Armstrecker, großer Brustmuskel, vorderer Bereich des Schultermuskels

Grundübung

Übungsbeschreibung
- Sie befinden sich mit vollständig durchgedrückten Armen, gekreuzten Füßen und leicht angewinkelten Knien im Barrenstütz.
- Senken Sie den Körper mit möglichst geradem Oberkörper so weit wie möglich zwischen die Holme herab.
- Drücken Sie sich vom tiefsten Punkt der Bewegung wieder bis zur vollen Streckung der Arme nach oben.
- Atmen Sie beim Hochdrücken aus.

Variationen
- Dips mit Zusatzgewicht
- Dips zwischen zwei Bänken (siehe Seite 98)

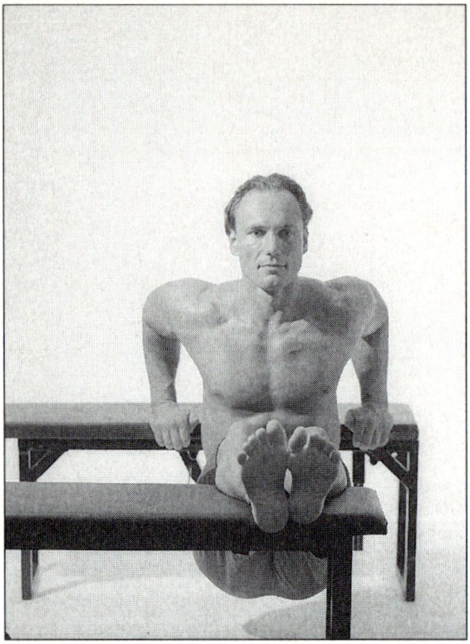

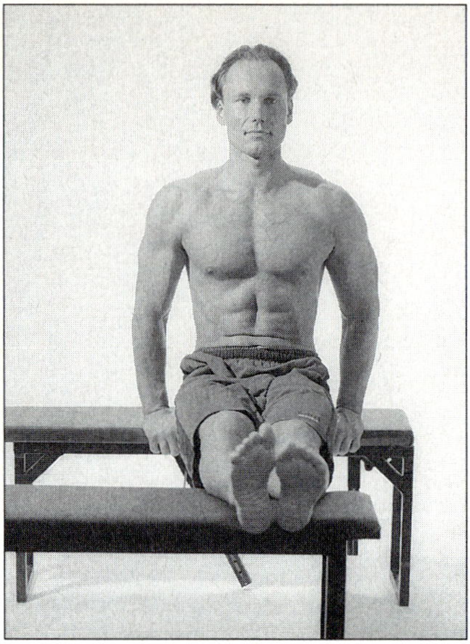

Ergänzende Übungshinweise

- Halten Sie die Ellenbogen während der Bewegung seitlich dicht am Körper.
- Dips mit seitlich nach außen gerichteten Ellenbogen und leicht nach vorne geneigtem Oberkörper trainieren verstärkt die Brustmuskulatur, besonders den unteren Bereich.

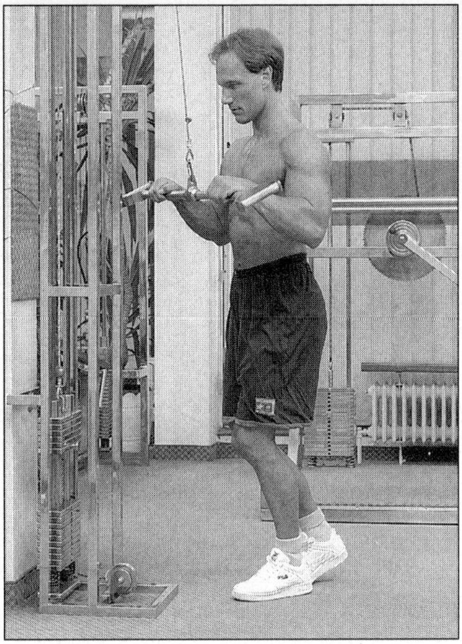 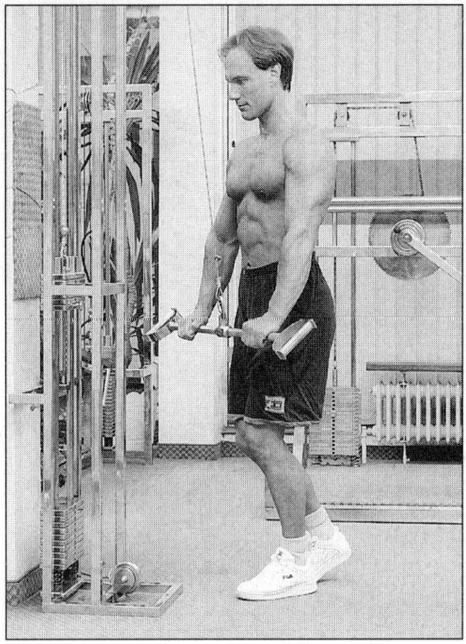

Beginner: 20–25 kg, *Fortgeschrittene:* 40–50 kg
Weit Fortgeschrittene: 50–60 kg

Trizepsdrücken am Seilzug

Trainierte Muskulatur
Äußerer Bereich des dreiköpfigen Armstreckers

Isolationsübung

Übungsbeschreibung
- Stehen Sie mit leicht gebeugten Knien vor dem Seilzug, und fassen Sie den Zuggriff mit etwas schmaler als schulterbreitem Handabstand.
- Drücken Sie den Zuggriff aus der Höhe Ihrer unteren Brustmuskulatur bis zur vollständigen Streckung der Ellenbogen nach unten.
- Führen Sie den Zuggriff wieder in die Ausgangsposition zurück, ohne daß die Gewichtsscheiben Kontakt mit dem Gewichtsschlitten bekommen.
- Atmen Sie beim Herunterdrücken aus.

Variationen
- Trizepsdrücken im Untergriff
- Trizepsdrücken mit Seil
- Trizepsdrücken im Knien

Ergänzender Übungshinweis
- Halten Sie die Ellenbogen während der Bewegung möglichst seitlich dicht am Körper.

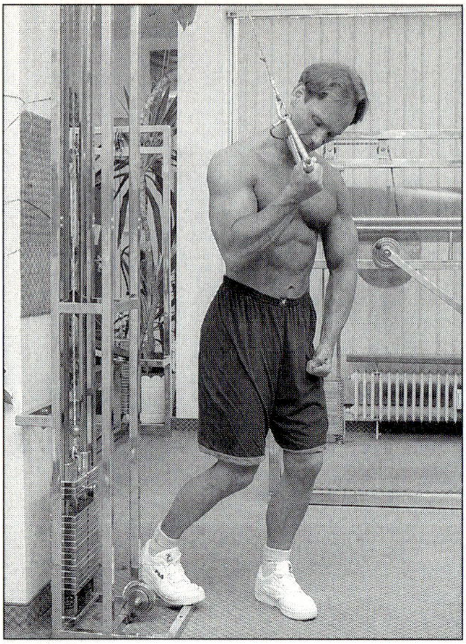

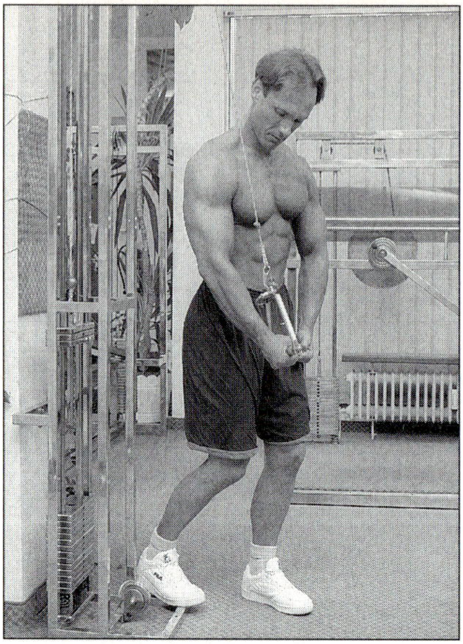

Beginner: nicht empfehlenswert, *Fortgeschrittene:* 15–20 kg
Weit Fortgeschrittene: 20–25 kg

Trizepsdrücken einarmig im Untergriff

Trainierte Muskulatur
Innerer Bereich des dreiköpfigen Armstreckers

Isolationsübung

Übungsbeschreibung

- Stehen Sie mit leicht gebeugten Knien vor dem Seilzug, und halten Sie mit einer Hand den Zuggriff ca. auf Schulterhöhe.
- Drücken Sie den Arm bis zur vollständigen Streckung nach unten.
- Beugen Sie den Oberkörper während der Bewegung leicht nach vorne.
- Bewegen Sie die Hand wieder in die Ausgangsposition, ohne daß die Gewichtsscheiben Kontakt mit dem Gewichtsschlitten bekommen.
- Atmen Sie beim Herunterdrücken aus.

Variation

- Trizepsdrücken beidarmig im Untergriff

Ergänzender Übungshinweis

- Halten Sie den Ellenbogen während der Bewegung seitlich dicht am Körper.

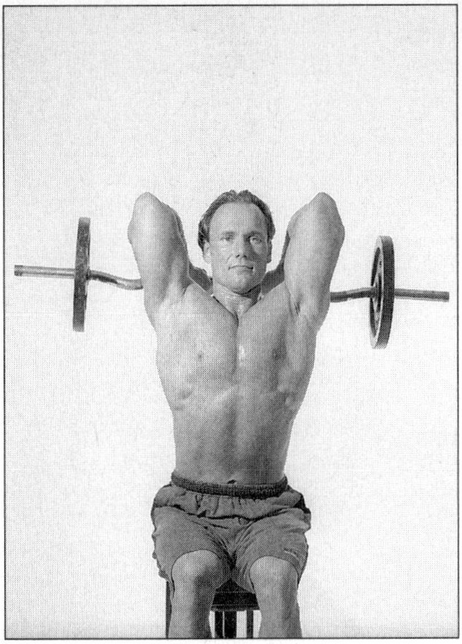

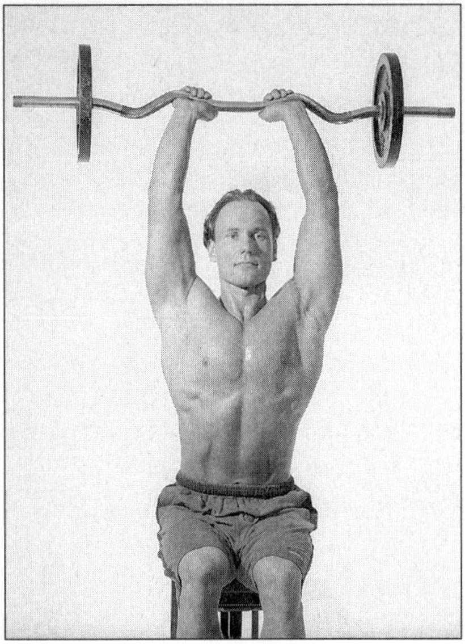

Beginner: 15–20 kg, *Fortgeschrittene:* 35–45 kg
Weit Fortgeschrittene: 50–60 kg

Trizepsdrücken sitzend mit der Langhantel

Trainierte Muskulatur
Dreiköpfiger Armstrecker

Grundübung

Übungsbeschreibung
- Sitzen Sie auf dem Ende einer Trainingsbank, und halten Sie eine Langhantel mit engem Griff und voll gestreckten Armen über dem Kopf.
- Senken Sie das Gewicht so weit wie möglich hinter den Kopf herab.
- Drücken Sie die Hantel vom tiefsten Punkt der Bewegung wieder bis zur vollen Streckung der Arme nach oben.
- Atmen Sie beim Hochdrücken aus.

Variationen
- Trizepsdrücken mit der SZ-Stange
- Trizepsdrücken liegend
- Trizepsdrücken stehend

Ergänzender Übungshinweis
- Halten Sie die Ellenbogen während der Bewegung möglichst dicht seitlich am Kopf.

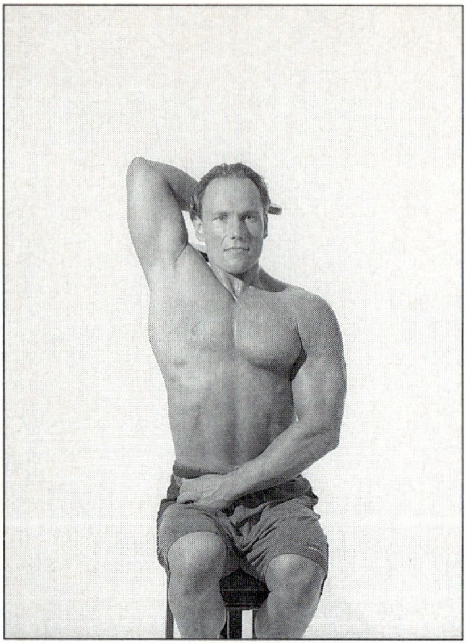

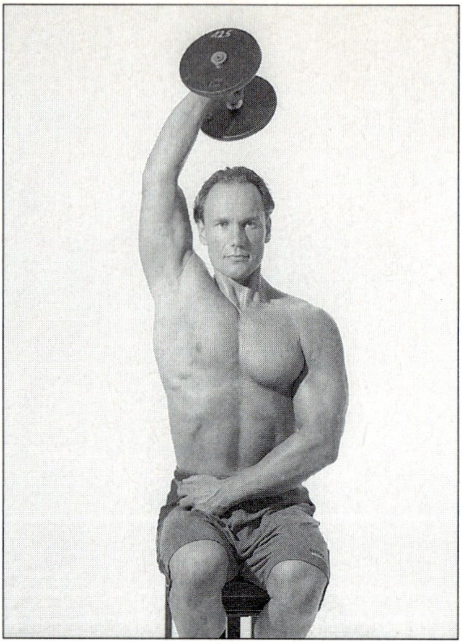

Beginner: 6–10 kg, *Fortgeschrittene:* 12,5–20 kg
Weit Fortgeschrittene: 20–25 kg

Trizepsdrücken sitzend mit der Kurzhantel

Trainierte Muskulatur
Dreiköpfiger Armstrecker

Isolationsübung

Übungsbeschreibung

- Sitzen Sie auf dem Ende einer Trainingsbank, und halten Sie eine Kurzhantel mit gestrecktem Arm über dem Kopf.
- Stützen Sie die freie Hand auf der Trainingsbank ab, oder legen Sie diese auf Brusthöhe um den Oberkörper.
- Senken Sie das Gewicht so weit wie möglich hinter den Kopf herab.
- Drücken Sie die Hantel vom tiefsten Punkt der Bewegung wieder bis zur vollen Streckung des Armes nach oben.
- Atmen Sie beim Hochdrücken aus.

Variation

- Trizepsdrücken mit der Kurzhantel im Stehen

Ergänzender Übungshinweis

- Halten Sie den Ellenbogen während der Bewegung möglichst dicht seitlich am Kopf.

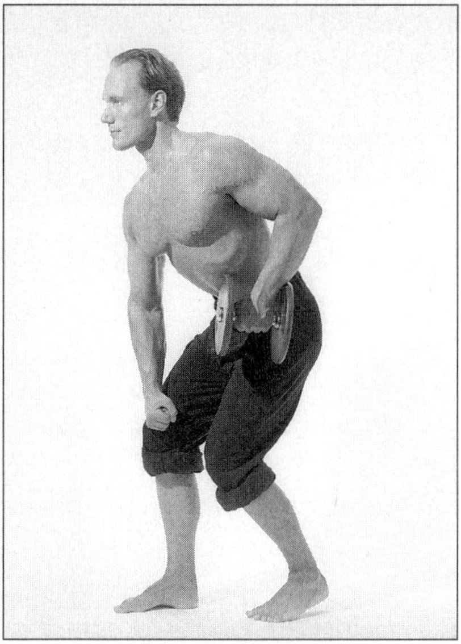

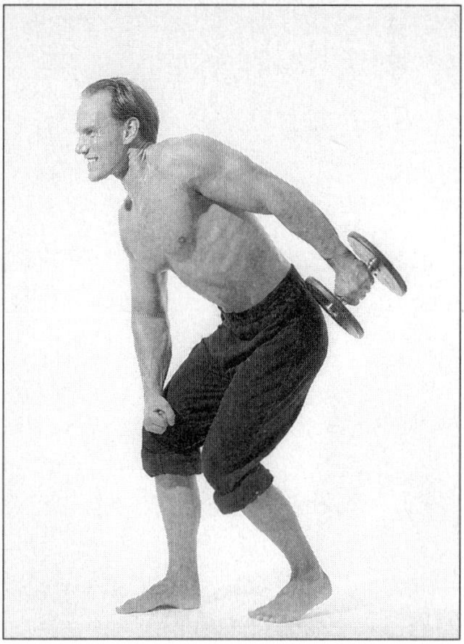

Beginner: 6–10 kg, *Fortgeschrittene:* 12,5–20 kg
Weit Fortgeschrittene: 20–25 kg

Trizeps-Kickback

Trainierte Muskulatur
Innerer Bereich des dreiköpfigen Armstreckers

Isolationsübung

Übungsbeschreibung
- Beugen Sie Ihren Oberkörper nach vorne, und halten Sie in einer Hand mit nach oben gerichteten Ellenbogen eine Kurzhantel. Mit der freien Hand stützen Sie sich auf dem Oberschenkel ab.
- Drücken Sie das Gewicht bis zur vollständigen Streckung des Armes nach hinten.
- Senken Sie die Hantel wieder in die Ausgangsposition herab.
- Atmen Sie beim Hochdrücken aus.

Variation
- Trizeps-Kickback am Kabelzug

Ergänzender Übungshinweis
- Halten Sie die Ellenbogen während der Bewegung möglichst weit oben und seitlich dicht am Oberkörper.

Unterarmmuskulatur

Unterarmcurl

Trainierte Muskulatur
Unterarmmuskel, zweiköpfiger Armbeuger

Grundübung

Übungsbeschreibung
- Stehen Sie aufrecht mit engem Fußabstand, und halten Sie eine Langhantel mit ca. schulterbreitem Obergriff vor den Oberschenkeln.
- Beugen Sie die Arme so weit nach oben, bis sich die Langhantel auf Brusthöhe befindet.
- Senken Sie das Gewicht wieder in die Ausgangsposition mit voll gestreckten Armen herab.
- Atmen Sie beim Anbeugen aus.

Variationen
- Unterarmcurl am Seilzug
- Unterarmcurl auf der Scottbank

Ergänzender Übungshinweis
- Schwingen Sie während der Bewegung nicht mit dem Oberkörper.
- Halten Sie die Ellenbogen möglichst seitlich dicht am Körper.

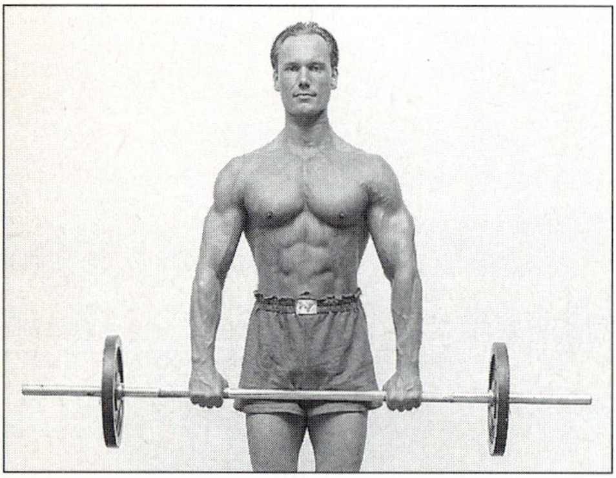

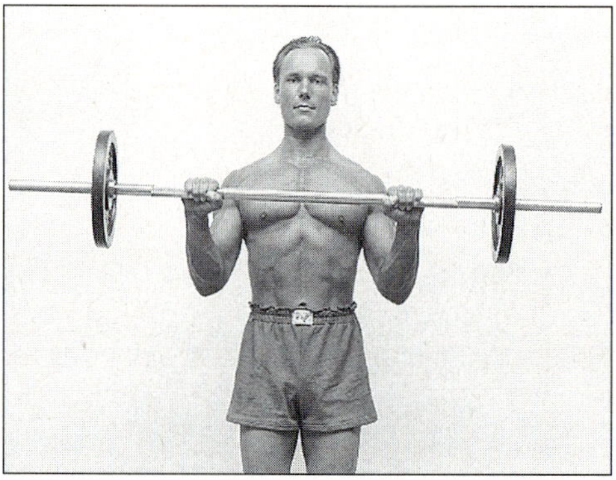

Beginner: 15–20 kg, *Fortgeschrittene:* 30–35 kg
Weit Fortgeschrittene: 40–50 kg

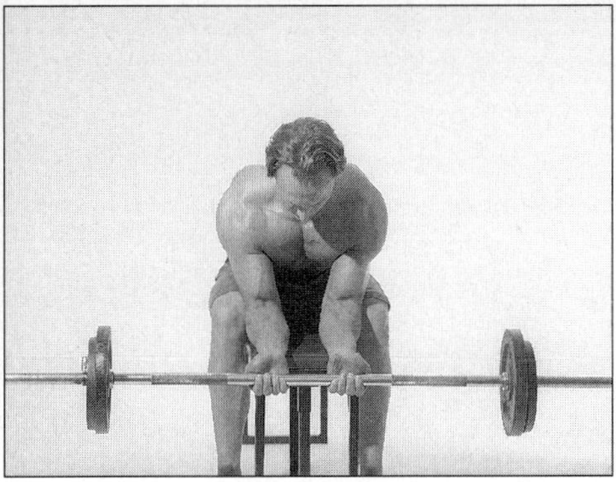

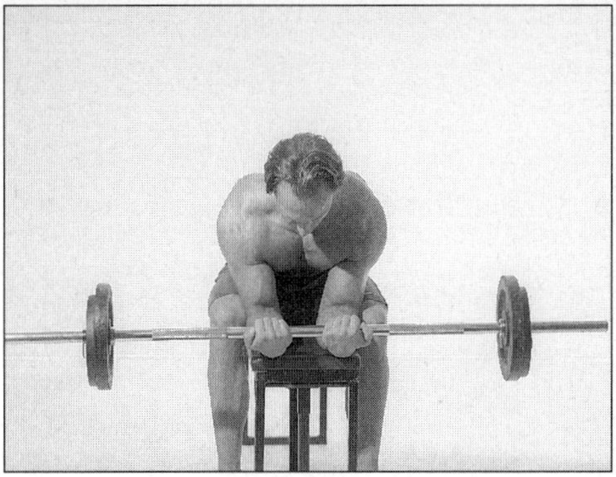

Beginner: 25–30 kg, *Fortgeschrittene:* 40–60 kg
Weit Fortgeschrittene: 60–80 kg

Handgelenkcurl

Trainierte Muskulatur
Unterarmmuskel

Isolationsübung

Übungsbeschreibung
- Sitzen Sie mit vorgebeugtem Oberkörper auf dem Ende einer Trainingsbank, und halten Sie mit abgestützten Ellenbogen und engem Griff eine Langhantel in den Händen. Die Handgelenke ragen über das Bankende hinaus.
- Senken Sie das Gewicht so weit wie möglich in Richtung Boden ab.
- Beugen Sie die Handgelenke vom tiefsten Punkt der Bewegung wieder bis in die Ausgangsposition an.
- Atmen Sie beim Anbeugen aus.

Variationen
- Handgelenkcurl im Obergriff
- Handgelenkcurl mit Kurzhanteln

Ergänzende Übungshinweise
- Wenn Sie in der Position mit abgesenkten Handgelenken die Hände öffnen und die Hantel bis zu Ihren Fingerspitzen nach unten rollen lassen, erhalten die Unterarme eine zusätzliche Stimulation.
- Diese Übung trainiert hervorragend die Griffkraft.

Beinheben hängend

Trainierte Muskulatur
Unterer Bereich der geraden Bauchmuskulatur

Isolationsübung

Übungsbeschreibung
- Hängen Sie mit etwa schulterbreitem Griff und vollständig gestrecktem Körper an einer Klimmzugstange.
- Heben Sie die Knie so weit wie möglich in Richtung Brustkorb an.
- Senken Sie die Oberschenkel wieder in die Ausgangsposition mit voll gestreckten Beinen ab.
- Atmen Sie beim Hochziehen aus.

Variationen
- Beinheben liegend (siehe Foto)
- Beinheben liegend mit Gewicht (siehe Foto)

Ergänzende Übungshinweise
- Ein seitliches Drehen der Oberschenkel während der Bewegung trainiert ausgezeichnet die seitliche, schräge Bauchmuskulatur.

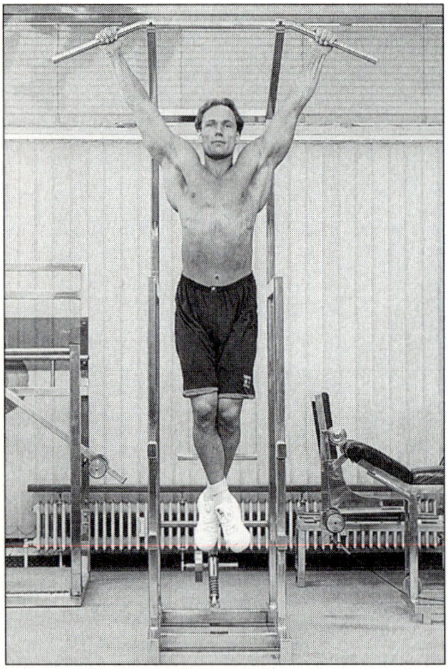

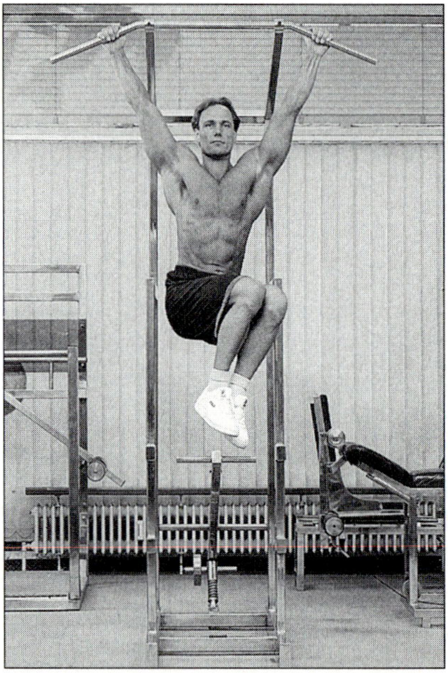

Beginner: nicht empfehlenswert
Fortgeschrittene: 10–15 Wiederholungen ohne Zusatzgewicht
Weit Fortgeschrittene: 20–30 Wiederholungen ohne Zusatzgewicht

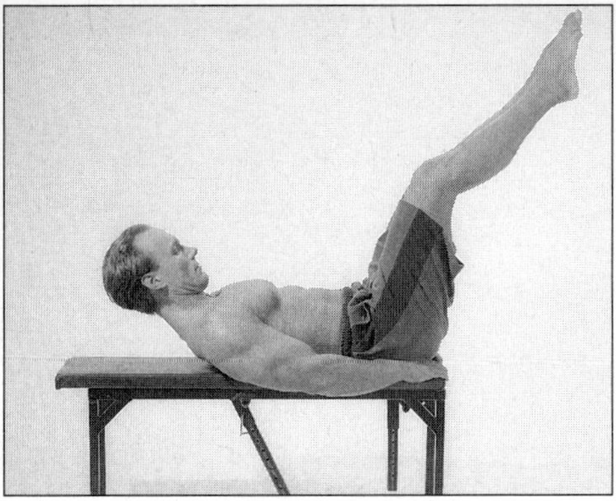

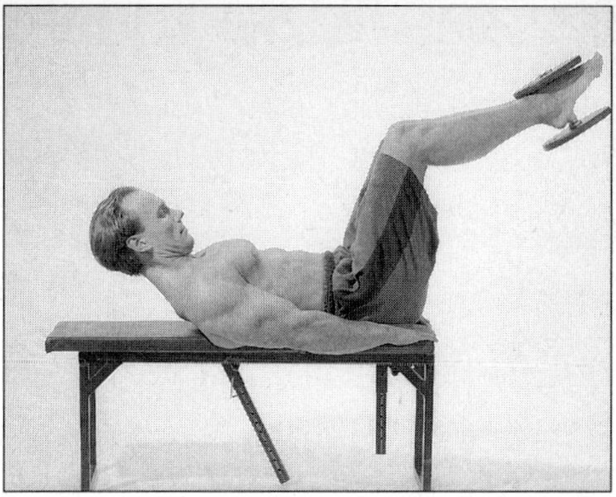

Beginner: nicht empfehlenswert
Fortgeschrittene: 10–15 Wiederholungen mit 5–10 kg Zusatzgewicht
Weit Fortgeschrittene: 10–15 Wiederholungen mit 10–15 kg Zusatzgewicht

- Zur Steigerung des Intensitätsgrades können die Beine beim Beinheben hängend fast gestreckt gehalten werden oder eine Kurzhantel zwischen den Füßen positioniert werden.
- Ein besonders guter Zeitpunkt zur Durchführung dieses Trainings ist nach Übungen, die Druck auf die Wirbelsäule ausüben, also zum Beispiel Kniebeugen oder Nackendrücken, da die Wirbelsäule durch die hängende Position gut gestreckt wird.

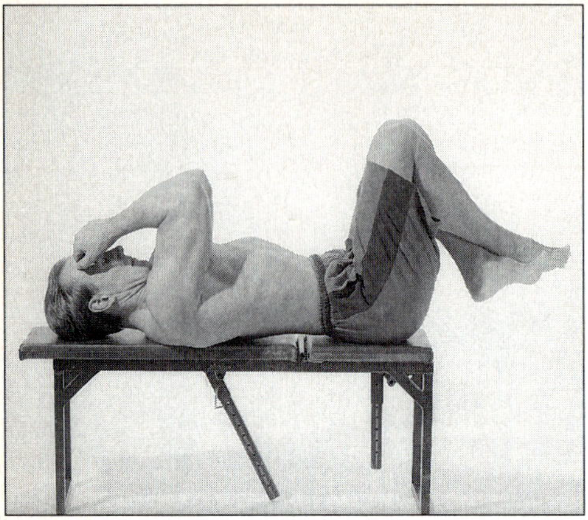 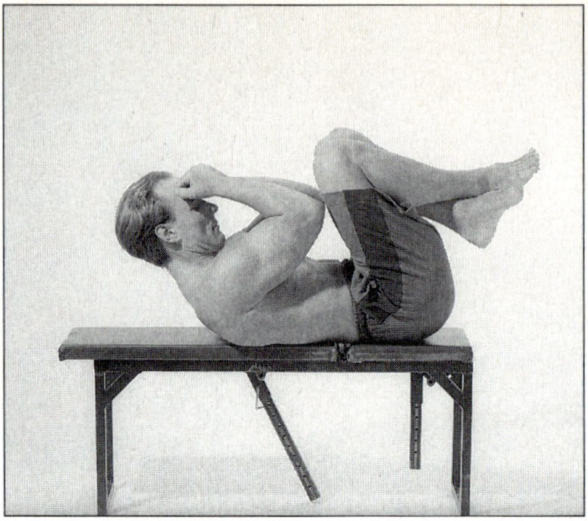

Bauchpressen

Trainierte Muskulatur
Oberer und unterer Bereich der geraden Bauchmuskulatur

Grundübung

Übungsbeschreibung
- Liegen Sie mit übereinandergeschlagenen Füßen, angewinkelten Oberschenkeln und zusammengehaltenen Knien auf einer Trainingsbank oder auf dem Boden.
- Ziehen Sie die Oberschenkel in Richtung Brustkorb und heben Sie gleichzeitig den Oberkörper so weit an, bis Ihre Ellenbogen Kontakt mit den Beinen bekommen.
- Senken Sie den Oberkörper wieder in die Ausgangsposition ab, und bewegen Sie die Beine wieder leicht nach hinten.
- Atmen Sie beim Aufrichten aus.

Variation
- Bauchpressen mit hochgestellten Füßen (siehe Foto)

Ergänzende Übungshinweise
- Durch das Aufrichten des Oberkörpers wird besonders die obere Bauchmuskulatur trainiert, durch die Bewegung in den Beinen wird der untere Bauchbereich verstärkt belastet.
- Durch seitliches Drehen des Oberkörpers während des Aufrichtens erzielen Sie einen ausgezeichneten Trainingseffekt für die schräge, seitliche Bauchmuskulatur.

Wadenmuskulatur

Wadenheben stehend

Trainierte Muskulatur
Wadenmuskel

Grundübung

Übungsbeschreibung
- Stehen Sie mit engem Fußabstand und geradeaus gerichteten Zehen so in der Wadenmaschine, daß nur Ihre Fußspitzen Kontakt mit dem Fußbrett haben.
- Senken Sie die Fersen so weit wie möglich in Richtung Boden ab.
- Erheben Sie sich vom tiefsten Punkt der Bewegung möglichst weit nach oben.
- Atmen Sie beim Hochdrücken aus.

Variation
- Wadenheben stehend mit Kurzhantel, einbeinig

Ergänzende Übungshinweise
- Winkeln Sie die Knie während der Bewegung leicht an.
- Nach außen gerichtete Zehen belasten vorwiegend die Innenseite der Wadenmuskeln, nach innen gerichtete Zehen trainieren verstärkt die Außenseite der Waden.

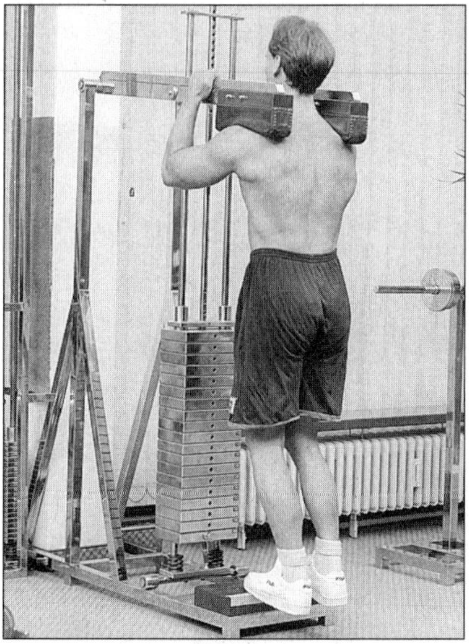

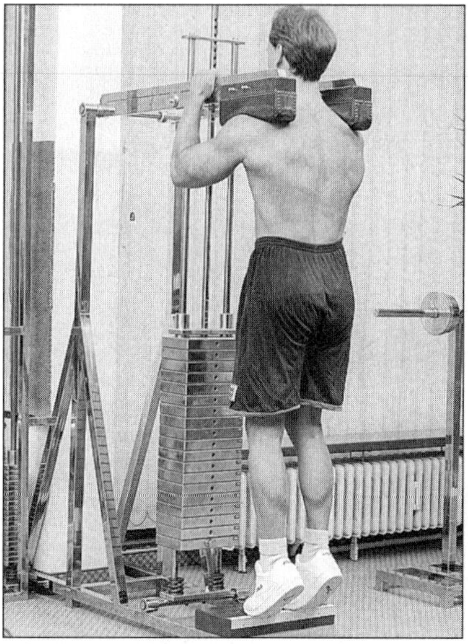

Beginner: 60–80 kg, *Fortgeschrittene:* 150–250 kg
Weit Fortgeschrittene: 250–350 kg

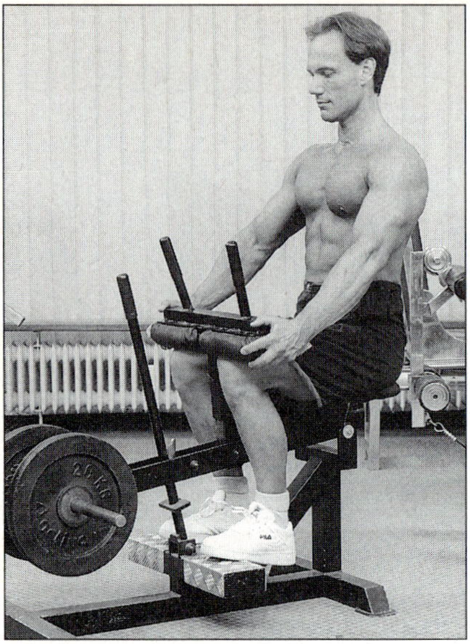

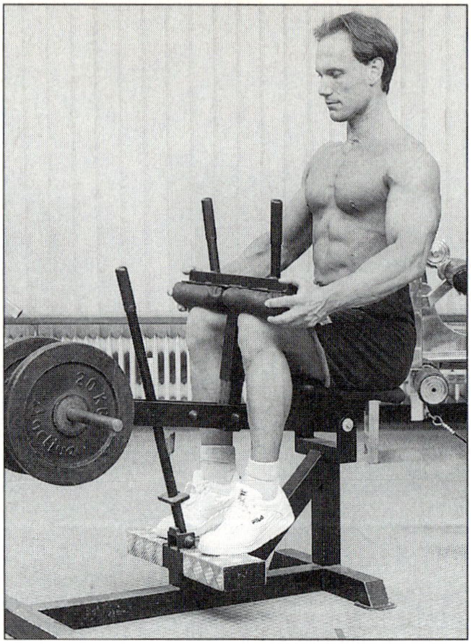

Beginner: 20–35 kg, *Fortgeschrittene:* 45–70 kg
Weit Fortgeschrittene: 80–110 kg

Wadenheben sitzend

Trainierte Muskulatur
Äußerer Bereich der Wadenmuskulatur

Isolationsübung

Übungsbeschreibung

- Sitzen Sie mit nach geradeaus gerichteten Zehen so in der Wadenmaschine, daß nur Ihre Fußspitzen Kontakt mit dem Fußbrett haben.
- Senken Sie die Fersen so weit wie möglich in Richtung Boden ab.
- Erheben Sie die Fußspitzen vom tiefsten Punkt der Bewegung möglichst weit nach oben.
- Atmen Sie beim Hochdrücken aus.

Variation

- Wadenheben sitzend mit einer Langhantel auf den Oberschenkeln.

Ergänzender Übungshinweis

- Obwohl Wadenheben sitzend in erster Linie eine Isolationsübung für die äußere Wadenmuskulatur ist, trainiert eine nach außen gerichtete Fußstellung auch gut den inneren Bereich der Wadenmuskulatur.

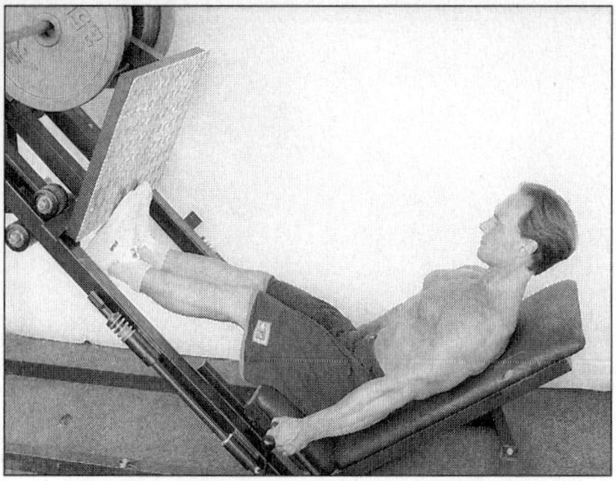 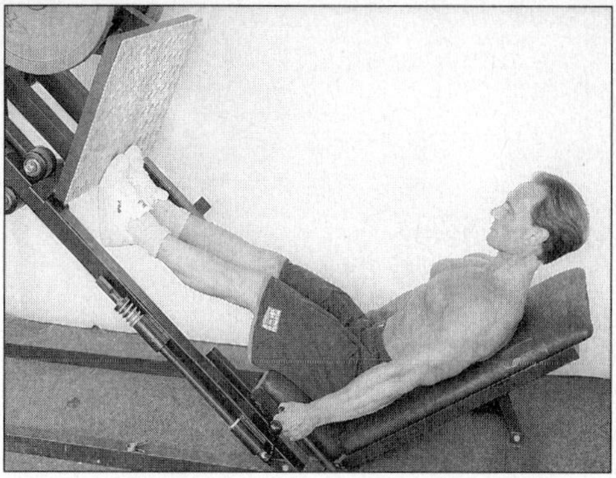

Beginner: 80–100 kg, *Fortgeschrittene:* 180–250 kg
Weit Fortgeschrittene: 300–350 kg

Wadenheben an der Beinpresse

Trainierte Muskulatur
Wadenmuskulatur

Grundübung

Übungsbeschreibung
- Liegen Sie mit engem Fußabstand und geradeaus zeigenden Zehen so in der Beinpresse, daß nur Ihre Fußspitzen Kontakt mit der Geräteplatte haben.
- Senken Sie die Fersen so weit wie möglich nach unten ab.
- Vom tiefsten Punkt der Bewegung drücken Sie die Fußspitzen möglichst weit nach oben.
- Atmen Sie beim Hochdrücken aus.

Variation
- Wadenheben an der Beinpresse, einbeinig

Ergänzende Übungshinweise
- Winkeln Sie die Knie während der Bewegung leicht an.
- Nach innen gerichtete Zehen trainieren besonders den äußeren Bereich der Wadenmuskulatur, nach außen gerichtete Zehen belasten verstärkt die innere Wadenmuskulatur.

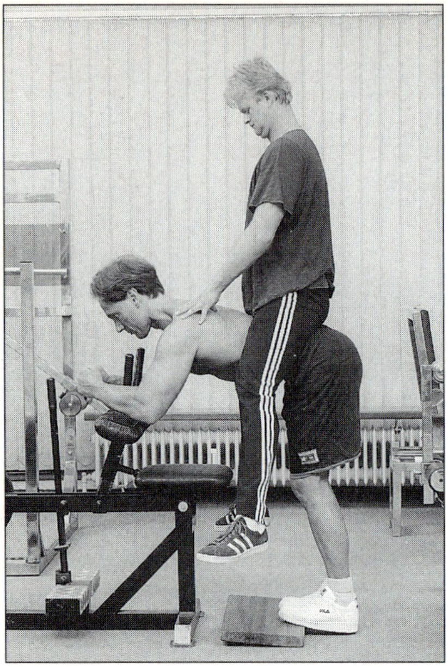

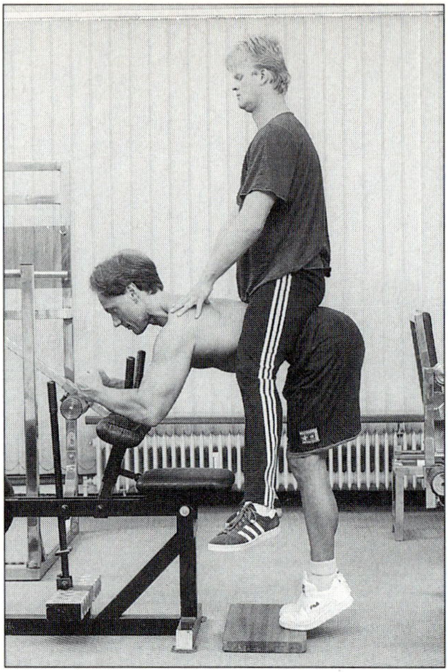

Beginner: nicht empfehlenswert
Fortgeschrittene: 1–2 Partner (insgesamt 80–180 kg Gewicht)
Weit Fortgeschrittene: 2–3 Partner (insgesamt 180–250 kg Gewicht)

Wadenheben mit Partner

Trainierte Muskulatur
Wadenmuskulatur

Grundübung

Übungsbeschreibung

- Stehen Sie mit vorgebeugtem, abgestütztem Oberkörper und nach vorne gerichteten Zehen so auf einem Fußbrett, daß nur Ihre Fußspitzen Kontakt zu diesem haben.
- Auf Ihrem Rücken sitzen bis zu drei möglichst schwergewichtige Trainingspartner (steigern Sie die Belastung vorsichtig).
- Senken Sie die Fersen so weit wie möglich in Richtung Boden ab.
- Vom tiefsten Punkt der Bewegung erheben Sie sich so weit wie möglich auf die Fußspitzen.
- Atmen Sie beim Hochdrücken aus.

Variation

- Wadenheben vorgebeugt an der Maschine

Ergänzende Übungshinweise

- Winkeln Sie die Knie während der Bewegung leicht an.
- Nach innen gerichtete Zehen trainieren besonders den äußeren Bereich der Wadenmuskulatur, nach außen zeigende Zehen belasten verstärkt die innere Wadenmuskulatur.

Trainingsprogramme

Programm 1: Training für die klassische «V-Form»

Zahlreiche Bodybuilder vernachlässigen das Rückentraining, quasi nach der Devise «was ich nicht sehe, ist auch nicht so wichtig». Das Trainingsprogramm dieser Sportler beinhaltet häufig eine Vielzahl an Übungen für die optisch auffälligeren Muskelgruppen, wie zum Beispiel die Brust- und Armmuskulatur. Dabei ist ein markantes Merkmal eines guten Bodybuilders der V-förmige Oberkörper. Breite Schultern, eine gut entwickelte Rückenmuskulatur und eine schmale Taille tragen wesentlich zu einem beeindruckenden körperlichen Erscheinungsbild bei. Gute Bodybuilder, deren Zielsetzung die Entwicklung einer harmonischen, ausgewogenen Körperentwicklung ist, setzen daher die Entwicklung des klassischen V ganz nach oben auf die Liste der Trainingsprioritäten. Und das aus gutem Grund – fällt der Blick des Betrachters doch zunächst auf die Schulterpartie, dann auf die Bauchmuskulatur und wandert schließlich hinunter zu den Waden.
Der Rücken macht immerhin gut die Hälfte der hinteren Körperansicht aus. Daher gehört eine gut entwickelte Rückenpartie, das heißt breite, ausladende Lattissimus, kräftige Rückenstrecker, massive Trapezmuskeln und gut ausgeprägte hintere Schultermuskeln, zur Grundausstattung des fortgeschrittenen Bodybuilders. Komplettiert wird die Entwicklung der Rückenmuskulatur durch breite Schultern und eine schmale Taille. All dies zusammen verleiht dem Oberkörper die begehrte athletische V-Form.
Außerdem bieten kräftige untere Rückenmuskeln und Rückenstrecker sowie starke Bauchmuskeln noch einen zusätzlichen, gesundheitlich höchst positiv zu bewertenden Aspekt. Diese Muskelgruppen dienen als Stütze des Bewegungsapparates. Sie stabilisieren die Wirbelsäule. Somit haben die im heutigen Alltag häufig auftretenden Rückenprobleme bei einem gezielten Bodybuilding-Programm keine Chance!

PROGRAMMVORSCHLAG
Training für die klassische V-Form

Übung	Sätze	Wiederholungen
1. Nackenziehen, breiter Griff	3	12 bis 15
2. Klimmzüge zur Brust, weiter Griff	3 bis 4	Maximale Anzahl
3. Langhantelrudern vorgebeugt	3	6 bis 10
4. Rudern sitzend	3	15 bis 20
5. Seitheben vorgebeugt	3	12 bis 16
6. Nackendrücken	3 bis 4	6 bis 8
7. Kurzhantel-Frontdrücken, sitzend	3	8 bis 10
8. Seitheben, sitzend oder stehend	3	12 bis 15
9. Beinheben liegend im Supersatz mit Bauchpressen	2 bis 3 2 bis 3	25 bis 50 25 bis 50
10. Hyperextension	2	15 bis 25

Supersatz: Nach Abschluß des Satzes der ersten Übung folgt ohne Pause die zweite Übung. Pausieren Sie erst, nachdem Sie die zweite Übung trainiert haben, und beginnen Sie dann wieder mit der ersten Übung.

Programm 2: Training für eine gemeißelte Mittelpartie

Eine gut definierte, das heißt in ihrer Struktur klar zu erkennende Bauchmuskulatur gibt der Mittelpartie ein ästhetisches, attraktives Aussehen. Jeder Bodybuilder kann den sogenannten «Waschbrettbauch» entwickeln, vorausgesetzt, das Training und die Ernährung sind auf dieses Ziel abgestimmt.

Es existieren heute immer noch Halbwahrheiten und nicht zutreffende Vorstellungen darüber, wie eine schlanke, muskulöse Bauchpartie am ehesten zu erreichen ist. Bringen wir Licht in das Dunkel, nachfolgend sind die wichtigsten Trainings- und Ernährungsmaßnahmen für messerscharf definierte Bauchmuskeln beschrieben:

- Trainieren Sie die Bauchmuskeln generell mit höheren Wiederholungszahlen, das heißt zwischen 15 und 25 (bei einigen Übungen bis zu 50 Wiederholungen) pro Satz. Gelegentlich sollten Sie auch einige Sätze mit zusätzlicher Gewichtsbelastung und entsprechend weniger Wiederholungen pro Satz (zwischen sechs und zehn) trainieren, um die Bauchmuskeln zu überraschen und ungewohnte Belastungsreize zu setzen (siehe zum Beispiel Beinheben mit Gewicht, Seite 109).
- Das gesamte Bauchtraining soll im Idealfall nonstop erfolgen, das heißt, es werden verschiedene Übungen zu Super- oder Dreifachsätzen zusammengefaßt. Nach ca. 15 bis 20 Minuten konstanter Spannung in der Bauchmuskulatur soll das Training beendet sein.

  Hinweis: Ermitteln Sie für die Durchführung des Bauchmuskeltrainings Ihren persönlichen Rhythmus. Stetige, gleichmäßige Bewegungen resultieren in einem ausgezeichneten Trainingseffekt und erzeugen ein starkes Brennen in der Muskulatur. Diesen Schmerz gilt es zu ertragen, wenn Sie optimale Ergebnisse erzielen möchten.
- Bauchtraining allein verbrennt so gut wie gar kein Körperfett, ist jedoch unverzichtbar, um den Muskeln Konturen zu verleihen.
- Nur bei geringem Körperfettanteil erscheinen die Bauchmuskeln klar in ihrer Struktur, und der Blick auf das «Waschbrett» ist freigegeben.

  Machen Sie deshalb drei- bis fünfmal pro Woche für jeweils 30 bis 45 Minuten Ausdauertraining, zum Beispiel Fahrradfahren auf dem Radergometer oder leichte Waldläufe.

  Tip: Absolvieren Sie Ihre aeroben Trainingseinheiten vorzugsweise morgens auf nüchternen Magen. Ein bis zwei Tassen schwarzer Kaffee vor der Belastung belebt Körper und Geist und regt die Fettverbrennung zusätzlich an.

- Ernähren Sie sich kohlenhydratarm, das heißt, reduzieren Sie die tägliche Kohlenhydrataufnahme je nach persönlichem Stoffwechsel und Aktivitätsniveau auf 30 bis 130 Gramm pro Tag. Dabei sollten Lebensmittel bevorzugt werden, die komplexe, langkettige Kohlenhydrate enthalten, wie zum Beispiel Haferflocken und Gemüse. Hauptbestandteile Ihres Speiseplans sollten eiweißreiche Lebensmittel wie Fisch, mageres Fleisch, Geflügel und Eier sein. Nehmen Sie täglich auch ausreichend mehrfach ungesättigte Fettsäuren in Form von kaltgepreßten Pflanzenölen (zum Beispiel zwei bis drei Teelöffel Distel- oder Oliven-öl), einer Handvoll Nüssen oder Sonnenblumenkernen zu sich.
- Trinken Sie täglich zwischen drei und fünf Litern natriumarmes Mineralwasser. Derartige Flüssigkeitsmengen regen die Wasserausscheidung an, optimieren den Stoffwechsel und unterstützen die Nieren, welche durch das erhöhte Eiweißangebot in der Nahrung verstärkt belastet werden, in ihrer Funktion.
- Auch die Einnahme eines natürlichen «Fat-Burners» kann hilfreich sein, um die Fettpolster einzuschmelzen. Der Markt bietet eine Fülle an Präparaten für diesen Zweck, experimentieren Sie mit verschiedenen Nahrungsergänzungen, und entscheiden Sie selbst, was wirkt und was nicht.
- Visualisieren Sie Ihren Erfolg. Sehen Sie vor Ihrem geistigen Auge bereits, wie Ihre Mittelpartie hart und definiert ist. Wenn Sie eine klare Vorstellung davon haben, was Sie erreichen möchten, wird es leichter sein, kontinuierlich zu trainieren und Disziplin in der Ernährung zu zeigen.
  Beispiel: Versuchen Sie, sich während Ihrer Waldläufe oder Trainingseinheiten auf dem Radergometer vorzustellen, wie jeder Atemzug, der den Körper mit frischem Sauerstoff durchflutet, die Fettzellen einschmilzt und diese zum Schrumpfen bringt. Wichtig ist, daß Sie für sich motivierende Vorstellungen finden, die Sie sich immer wieder ins Gedächtnis rufen.

PROGRAMMVORSCHLAG **Training für eine gemeißelte Mittelpartie**		
Übung	**Sätze/Häufigkeit**	**WH/Dauer**
Aerobes Training (Rad, Waldläufe), vorzugsweise morgens, nüchtern	3 bis 5 x pro Woche	30 bis 45 Minuten
Beinheben hängend Beinheben liegend Bauchpressen	2 bis 3 Dreifachsätze	15 bis 25 30 bis 50 30 bis 50
Dreifachsätze: Machen Sie nach der ersten Übung keine Pause. Schließen Sie sofort die zweite und dritte Übung an. Erst nach Abschluß dieser drei Sätze pausieren Sie kurz und wiederholen dann den Zyklus.		

Programm 3: Ganzkörpertraining für Masse- und Kraftaufbau

Jeder ambitionierte Bodybuilder ist daran interessiert, ein hohes Maß an Muskelmasse aufzubauen. Dabei sollte nicht der Masseaufbau um jeden Preis im Vordergrund stehen. Vielmehr zeichnen sich erfahrene, fortgeschrittene Bodybuilder durch qualitativ hochwertige, das heißt kompakte und mit einer hohen Dichte versehene Muskulatur aus.
Die wichtigsten Regeln für den erfolgreichen Masse- und Kraftaufbau sind hier zusammengefaßt:

- Trainieren Sie kurz und intensiv (maximale Trainingszeit ca. 75 Minuten).
- Trainieren Sie mit freien Gewichten, das heißt mit Lang- und Kurzhanteln.
- Wählen Sie Gewichte, die Ihnen zwischen sechs und acht Wiederholungen pro Satz ermöglichen. Setzen Sie alles daran, die Trainingsgewichte für diesen Wiederholungsbereich zu erhöhen.
- Pausieren Sie zwischen den Sätzen für drei bis vier Minuten.
- Wenn Sie mit einem Trainingspartner arbeiten, machen Sie im letzten Satz einer Übung zwei Intensivwiederholungen.
- Achten Sie auf genügend Ruhe und Entspannung. Acht bis neun Stunden Schlaf, idealerweise ein kleines Nickerchen am Tag und ein möglichst ruhiger Kopf auch in belastenden Situationen sind Eckpfeiler der Regenerationsmaßnahmen.
- Essen Sie vier bis sechs kohlenhydratbetonte und eiweißreiche Mahlzeiten am Tag. Die bedarfsangepaßte Ernährung macht ca. 65 bis 70 Prozent des Trainingserfolges aus!
- Komplettieren Sie Ihre Ernährung durch hochwertige Ergänzungskonzentrate, wie zum Beispiel Aminosäuren oder Creatin.
- Glauben Sie an Ihren Erfolg!

PROGRAMMVORSCHLAG
Ganzkörpertraining für Kraft- und Masseaufbau

Übung	Sätze	Wiederholungen
1. Kniebeugen	3 bis 5	6 bis 8
2. Bankdrücken	3 bis 5	6 bis 8
3. Kreuzheben oder Rudern vorgebeugt	3 bis 5	6 bis 8
4. Nackendrücken	3 bis 4	6 bis 8
5. Langhantelcurl	3	6 bis 8
6. Dips (eventuell mit Zusatzgewicht)	3	6 bis 8
7. Bauchpressen	1 bis 2	30 bis 50

Tip: Aufwärmen nicht vergessen!

- Wärmen Sie sich vor dem Training mit schweren Gewichten ca. 10 bis 15 Minuten, zum Beispiel auf dem Radergometer, auf. Machen Sie anschließend etwas Stretching, und bereiten Sie Ihre Muskeln, Gelenke, Bänder und Sehnen durch 1 bis 2 leichte Sätze (10 bis 15 Wiederholungen ohne besondere Anstrengung) der nachfolgend trainierten Übung vor (siehe auch Seite 119).

Anhang

Der Muskelapparat

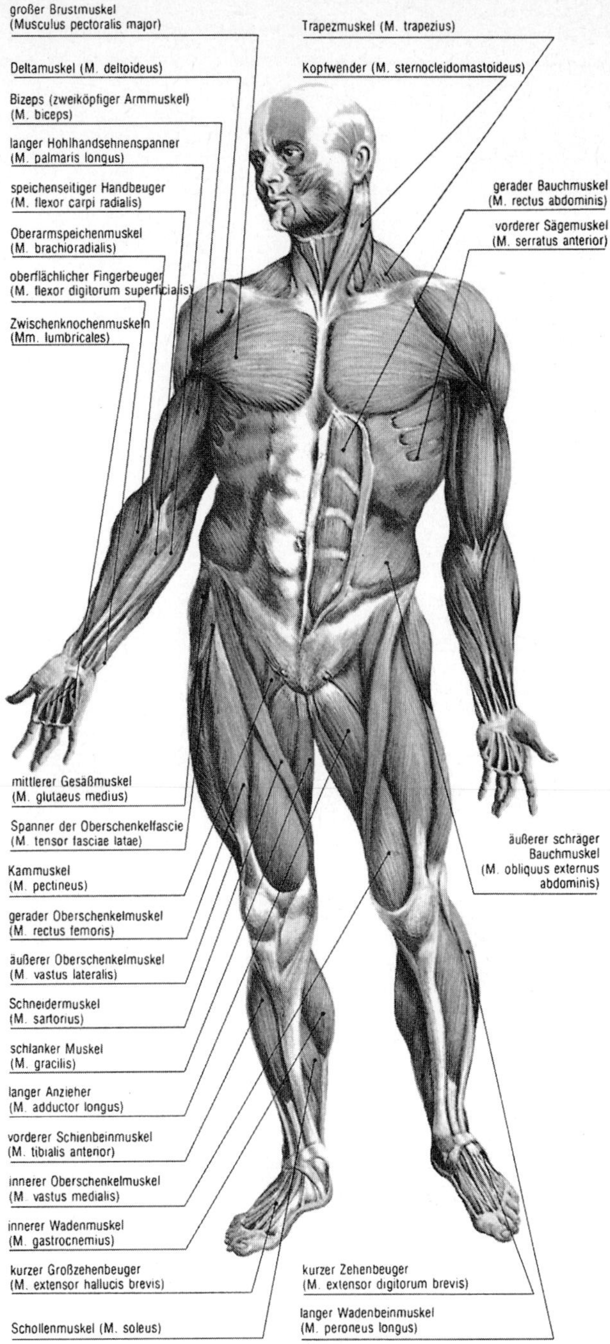

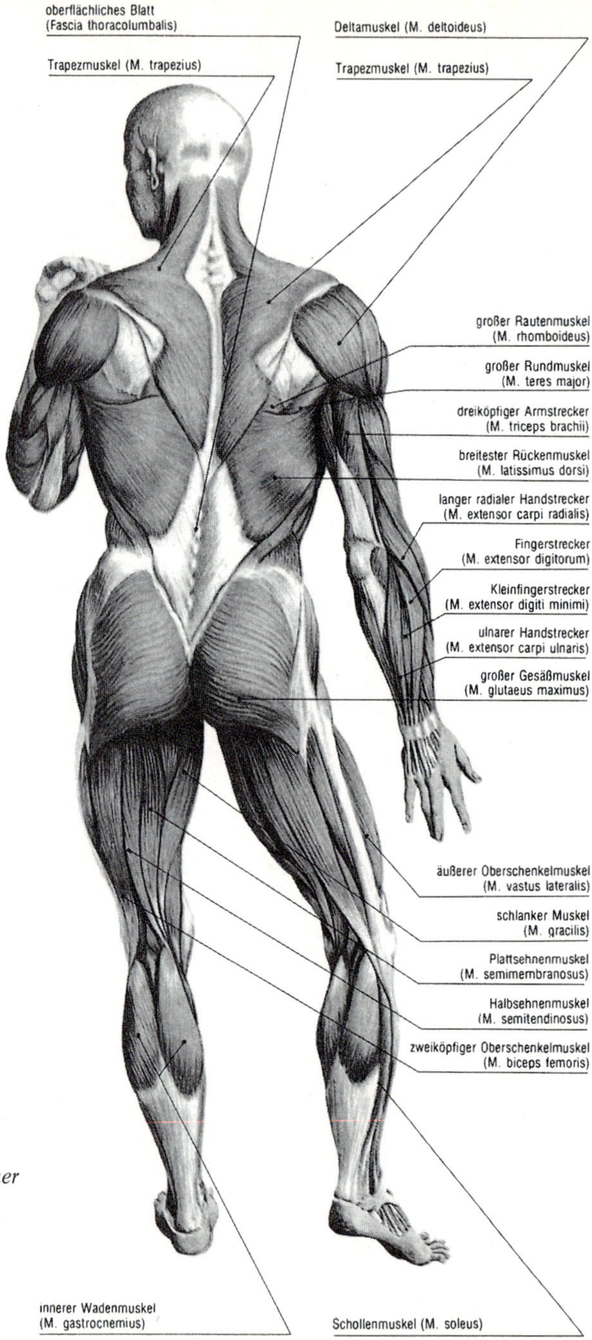

aus:
Die Faszination athletischer Körper. Bodybuilding mit Ralf Möller, Niedernhausen 1987

ÜBUNGSVERZEICHNIS

Literatur

Breitenstein, B. / Hamm, M.: Bodybuilding. Erfolgreich, natürlich, gesund. Reinbek bei Hamburg 1996

Breitenstein, B.: Power Bodybuilding. Erfolgreich, natürlich, gesund. Reinbek bei Hamburg 1999

Freiwald, J.: Aufwärmen im Sport. Reinbek 1991

Hartmann, J./Tünnemann, H.: Modernes Krafttraining. Frankfurt 1993

Hatfield, F.: Bodybuilding – A Scientific Approach. Chicago 1984

Letzelter, H. M.: Krafttraining. Reinbek 1986

Trunz, E. et al.: Fit durch Muskeltraining. Reinbek 1992

«Gewichthebergürtel … Abgeschmettert!» in: Muscle & Fitness 8/1998, 10

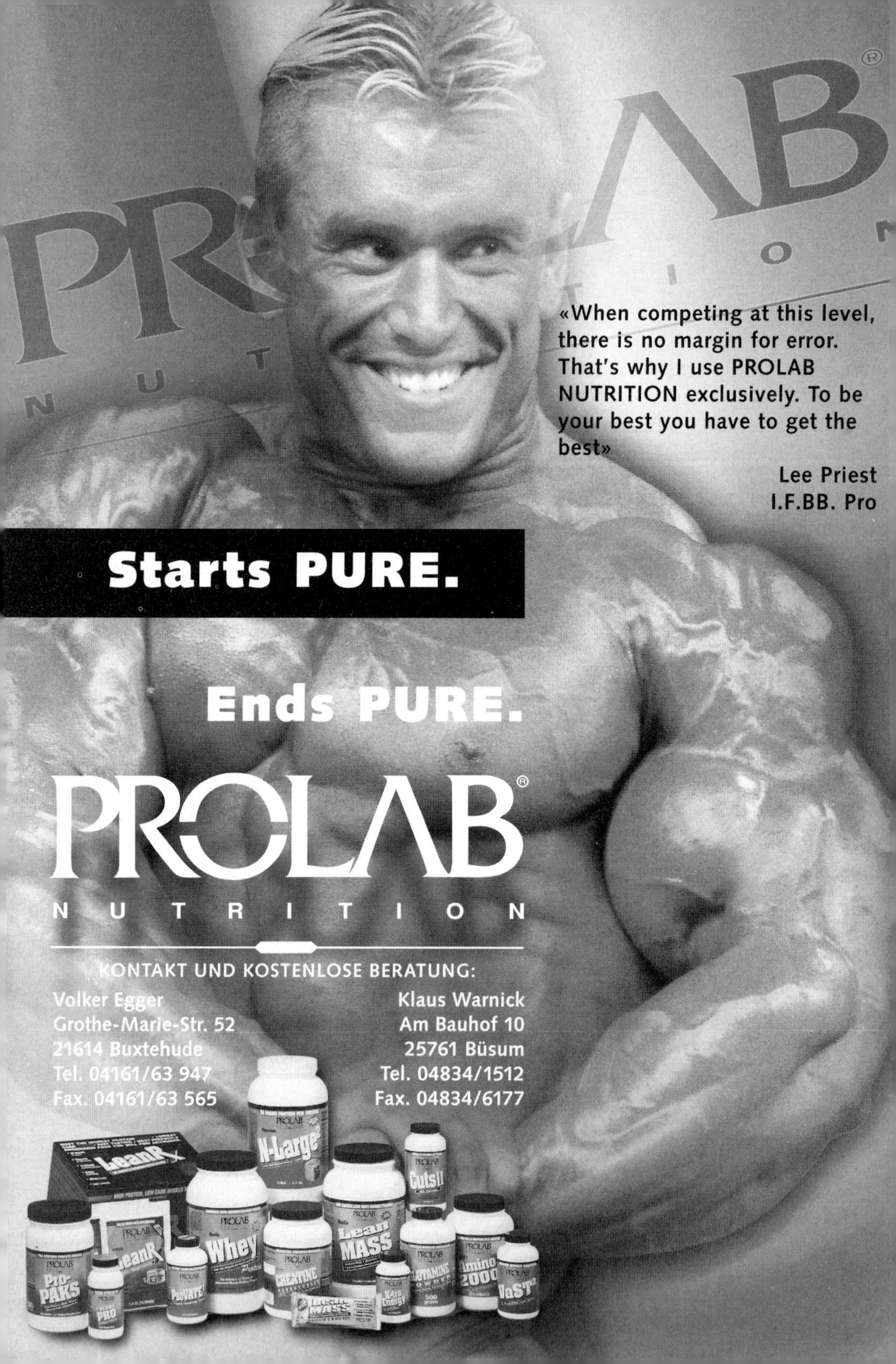
«When competing at this level, there is no margin for error. That's why I use PROLAB NUTRITION exclusively. To be your best you have to get the best»
Lee Priest
I.F.BB. Pro
Starts PURE.
Ends PURE.
PROLAB®
NUTRITION
KONTAKT UND KOSTENLOSE BERATUNG:
Volker Egger
Grothe-Marie-Str. 52
21614 Buxtehude
Tel. 04161/63 947
Fax. 04161/63 565
Klaus Warnick
Am Bauhof 10
25761 Büsum
Tel. 04834/1512
Fax. 04834/6177